Katja Bigalke · Marietta Schwarz

Midlife.

Das Buch über die Mitte des Lebens

aufbau

Katja Bigalke, Politikwissenschaftlerin und Journalistin bei Deutschlandfunk Kultur, gründete mit anderen zusammen »Küchenradio«, einen der ersten deutschen Gesprächspodcasts überhaupt (u. a. für den Grimme Online Award nominiert).

Marietta Schwarz, Architektin und Journalistin bei Deutschlandfunk Kultur, brachte mit »Mutti und ich« einen der ersten Storytelling-Podcasts im deutschsprachigen Raum heraus (u. a. für den Grimme Online Award nominiert).

Der gemeinsame Podcast von Katja Bigalke und Marietta Schwarz, »Midlife«, erreichte bislang mit ca. 80.000 Downloads eine große Hörer*innenschaft und wird von Philip Banse (»Die Lage der Nation«) vertrieben.

Katja Bigalke · Marietta Schwarz

Mid life.

Das Buch über die Mitte des Lebens

aufbau

MIX
Papier | Fördert
gute Waldnutzung
FSC® C083411

ISBN 978-3-351-04188-5

Aufbau ist eine Marke der Aufbau Verlage GmbH & Co. KG

1. Auflage 2023

Umschlaggestaltung Rothfos & Gabler, Hamburg
Satz LVD GmbH, Berlin
Druck und Binden CPI books GmbH, Leck, Germany
Printed in Germany

www.aufbau-verlage.de

Inhalt

In der Talsohle des Glücks

Ein Vorwort zu den mittleren Jahren

Eigentlich sind wir keine Fans von Altersangaben. Denn was sagt das biologische Alter schon darüber aus, wie jemand im Leben steht? Mit zwanzig wären manche gerne schon dreißig. Und wer vierzig ist, fühlt sich vielleicht wie 25 und denkt rückblickend, wie doof es war, dass sie oder er mit 25 diese Phase des Lebens nicht mehr genossen hat. Kurzum: Gefühltes Alter, gewünschtes Alter und tatsächliches Alter korrelieren häufig nicht.

Meine Mutter zum Beispiel behauptet, dass ihre Vierziger und Fünfziger die beste Zeit ihres Lebens waren und sie die Wechseljahre gar nicht gespürt hat – vergessen sind die Krankenhausaufenthalte, bei denen zu starke Blutungen durch »Ausschabungen« gestoppt werden mussten, vergessen die Angst vor einer »Totaloperation«, die im Kreis ihrer Freundinnen weit verbreitet war, vergessen die Sorge um Gewichtszunahme, Falten und Osteoporose. Mit über achtzig blickt sie auf ihre Mitte des Lebens entspannt und fröhlich zurück – auf eine Zeit, die uns Menschen im mittleren Alter (wir werden sie im Folgenden Mid-Menschen nennen, da wir uns mit Midager oder Midlifer nicht so richtig anfreunden mochten) doch gerade einige Schwierigkeiten bereitet.

Rein rechnerisch liegt diese Mitte des Lebens in Deutschland bei 40,6 Jahren – nimmt man die durchschnittliche Lebenserwartung von 81,3 Jahren als Grundlage. Mit 40,6 Jahren haben Frauen heutzutage teilweise noch Säuglinge oder kleine Kinder, sie sind größtenteils noch gebärfähig und starten beruflich vielleicht noch mal richtig durch. Für Männer gilt dasselbe – mitunter auch noch jenseits der fünfzig. Manche machen mit 40,6 Jahren alles wie ein paar

Jahre früher auch schon, nur etwas routinierter und gelassener. Es ist eine gute Zeit, die man mitunter nicht ausreichend wertschätzt, weil der Alltag mit Beruf und Familie durchgetaktet ist und vieles parallel läuft. Bis erste ernsthafte Einschläge kommen, die einen innehalten oder zweifeln lassen. Für den überwiegenden Anteil der Frauen und Männer aus unserem Freundes- und Bekanntenkreis ist oder war der 40. Geburtstag kein Grund, groß über das eigene Alter nachzudenken. Und auch wir hatten die 40,6 bereits überschritten, als wir mit der Konzeption unseres »Midlife«-Podcasts und dann dieses Buches starteten. Etwas hatte sich verändert – nicht plötzlich, aber schleichend.

Wir stellten uns Fragen, über die wir vor ein paar Jahren noch nicht nachgedacht hatten. Eine Freundin erkrankte schwer. Langjährige Beziehungen gingen in die Brüche, die Suche nach neuen Lebensmodellen brachte auch sexuell eine Menge Abenteuer mit sich. Statussymbole spielten eine immer größere Rolle, von teuren Kaffeemaschinen bis zum Sofa aus dem Designermöbelladen. Manche Freund*innen waren unzufrieden in ihrem Job und kündigten. Eltern wurden pflegebedürftig oder starben. Wir lernten Feld, Wald, Wiesen lieben und den eigenen Garten, auch wenn abends nach dem Umgraben der Rücken schmerzte. Auf Partys, wenn sie überhaupt noch stattfanden, wurde schon lange nicht mehr geflirtet, aber jetzt fiel es uns auf, und in leicht angeschwipstem Zustand unterhielten wir uns stattdessen über englische Wandfarben. Im Spiegel sahen wir unsere grauen Strähnen, zupften Härchen, wo sie nicht sein sollten, und wir erwischten uns dabei, wie wir jetzt öfter über die Wechseljahre sprachen, über körperliche und hormonelle Veränderungen, von denen andere schon »betroffen« waren, wir aber noch nicht.

Wir spürten unser Alter, das war neu. Vieles fühlte sich an wie in dem Film »Gefühlt Mitte Zwanzig« (»While We're Young«) von Noah Baumbach: Eigentlich ist man doch noch total fresh, aber im

Vergleich zu den zwanzig Jahre Jüngeren ... Moment, seit wann vergleichen wir uns denn mit Jüngeren?! Wir fingen an, auf unser Leben zurückzublicken, als ob es bald zu Ende ginge oder wenigstens die entscheidende, wegweisende Phase schon gelaufen wäre. Bizarr. Denn statistisch gesehen war doch erst die Hälfte vorbei!

Der Blick nach vorne allerdings sah auch nicht besonders vielversprechend aus. Ob Kinder, Karriere oder Liebe – da schienen sich zumindest für Frauen mehr Türen zu schließen, als zu öffnen. Hatten wir bis dahin ein selbstbestimmtes Leben geführt, hatten uns – scheinbar – alle Möglichkeiten offengestanden, so wirkte es jetzt, als ob unser Leben vieler dieser Möglichkeiten beraubt würde. Und natürlich fühlte sich das nicht sehr gut an.

Die Forschung liefert für dieses Unwohlsein in der Mitte des Lebens eine Erklärung: Wir befinden uns im Tal der U-Kurve, die der britische Ökonom Andrew Oswald Anfang der neunziger Jahre entdeckte. Oswald interessierte sich für mehr als nur die Belange der Wirtschaft – er stellte die großen Fragen nach Glück und Zufriedenheit. Dabei stieß er auf eine Kurve, die im jungen Erwachsenenalter weit oben startet, dann bergab geht und nach einer Talsohle wieder Fahrt aufnimmt. Das Interessante ist, dass sich diese U-Kurve von Glück und Zufriedenheit überall in der westlichen Welt findet und dass ihr Tiefpunkt im Alter zwischen vierzig und fünfzig liegt, mit kleinen Schwankungen im Detail. Bei Europäer*innen ist der Scheitelpunkt mit 47 erreicht. Es gibt also einen Zusammenhang zwischen Alter und Zufriedenheit, der in Studien immer wieder nachgewiesen werden konnte. Psychologen fanden auch, zugegeben, recht allgemeine Erklärungen dafür: Wir starten mit großem Optimismus in das Erwachsenenleben, sammeln fortan aber auch Enttäuschungen an. Irgendwann in der Mitte des Lebens fällt dann der Abgleich zwischen Erwartung und Realität ernüchternd aus. Das Bewusstsein für all das, was wahrscheinlich nicht mehr kommt, steigt. Viele erleben das als Krise. Die Phase zwischen vierzig und fünfzig ist also eine der harten Wahrheiten. In den darauffolgenden Jahren befähigt uns allerdings die Erkenntnis, dass die eigene Zeit endlich ist, das Glück umso stärker zu empfinden. An dieser Stelle könnten wir uns also zurücklehnen und sagen: Warum ein Buch über das Midlife schreiben, wenn man einfach abwarten kann, bis es besser wird? Erwiesen ist aber inzwischen auch, dass diese U-Kurve ein paar Faktoren außer Acht lässt, etwa Bildung, Einkommen und Sicherheit. Und vor allem, wie sehr Reflexion in der Krise hilft.

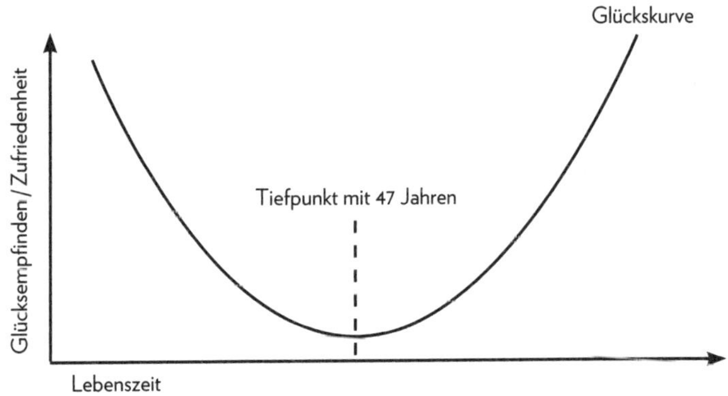

Die U-Kurve des Glücks ist ein starkes Bild für das Gefühl, das viele Menschen in der Mitte des Lebens einholt: Sie erreicht zwischen vierzig und fünfzig ihren Tiefpunkt. Wobei sich hier auch viele Fragen stellen: Was ist der Unterschied zwischen Glück und Zufriedenheit? Kann man sich überhaupt eine Midlife-Crisis leisten, wenn man viel existenziellere Sorgen hat? Welche Rolle spielen familiäre Zusammenhänge, Bildungshintergrund und soziale Sicherheit? Und kann ich die Talsohle auch aktiv umschiffen?

Das ist also unser Ziel: uns anzuschauen, welches die wichtigsten Auslöser dieser Talsohlen-Krise sind und ob vielleicht sogar etwas an den Stellschrauben zu drehen ist: Was wäre zum Beispiel, wenn wir, um gleich zu Beginn etwas Konkretes und Simples zu benennen, Altersangaben einfach streichen würden? Wenn das Geburtsdatum bei Bewerbungen keine Rolle spielen würde? Und auch nicht auf Dating-Plattformen oder beim Flirten. Wenn beim Smalltalk die Frage »Und wie alt bist du?« genauso uncool wäre wie die danach, was man eigentlich macht. Das ergibt natürlich nur in einem gewissen Rahmen Sinn. Aus einer rechtlichen oder auch medizinischen Perspektive ist es mitunter notwendig, darüber zu reden, wie lange wir schon auf der Welt sind. Aber das Gedankenexperiment macht Spaß: Wen sehen wir vor uns, wenn wir über das Alter eines Menschen nichts wissen? Was ist uns dann stattdessen wichtig? Und wie verändert sich dieser Eindruck, wenn über der Person auf einmal eine Zahl steht? Welche Bilder entstehen im Kopf, welche Schubladen gehen auf – alt, jung, zu alt, zu jung? Und warum eigentlich? Und was ist von diesem zweifelhaften Kompliment zu halten: »Was, du bist schon xx Jahre alt, du siehst wirklich viel jünger aus!« Klar, das ist erst mal schön, zu hören, aber warum eigentlich? Gibt es einen Altersstandard beim Aussehen? Und wie ist das für Menschen, die man älter schätzt, als sie sind? Sicher ist, es würde viel persönliches Unglück verhindern, wenn weniger Gewese um Altersangaben gemacht werden würde.

Aber es geht natürlich um mehr: Wie wir alt werden, wie unsere Eltern das tun und unsere Kinder, hängt auch von einem gesellschaftlichen Umfeld ab, das im Umbruch ist. Noch immer überstrahlt das Bild der bürgerlichen Kleinfamilie, obwohl sie so oft scheitert, jede alternative Lebensform. Selbst aufgeklärte Frauen treten – vor allem wenn Kinder im Spiel sind – bereitwillig beruflich hinter ihre Partner zurück und stellen erst im Moment der Trennung fest, dass sie finanziell völlig unterversorgt sind. Wären die erweiterte Großfamilie oder andere Gemeinschaftsformen nicht viel sinnvoller, wenn es um die Pflege der alten Eltern oder auch die Erziehung der eigenen Kinder geht? Welche Wohnformen bräuchte es dafür? Für Frauen in der zweiten Lebenshälfte entwirft unsere

Gesellschaft leider nur sehr dürftige Bilder: Da fehlt die große Vision. Nachdem sie ein halbes Leben an vielen Fronten gleichzeitig gekämpft haben, fehlt es auf einmal an Beispielen neuer existenzieller Selbstentwürfe – neben dem Einrichten im eigenen Leben rücken Haus, Herd und Garten in den Vordergrund. Rückzug mit Freundinnen. Und: »Auf die inneren Werte kommt es an!«

Natürlich gibt es alternative Lebensmodelle, und zwar insbesondere in der queeren Community, die in den vergangenen Jahrzehnten große Vorarbeit geleistet hat – mit Errungenschaften, die langsam in den gesellschaftlichen Mainstream schwappen: diverse Geschlechter-Rollenbilder, Vielfalt im Ausleben von Sexualität und im äußeren Auftreten, Regenbogenfamilien, Hausgemeinschaften, gelebte Autonomie.

Sie lernen in diesem Buch uns und einen Ausschnitt aus unserem Freundeskreis kennen. Einige Namen wurden geändert, einige auch einfach weggelassen. Wir selbst, Katja Bigalke und Marietta Schwarz, tauchen mit unseren persönlichen Erfahrungen ebenfalls in diesem Buch auf, gekennzeichnet durch diese kleinen Punkte im Text: ein weißer Punkt für Katja ○ und ein grauer für Marietta ●. Und wenn Sie uns mal verwechseln, macht das auch nichts, wie Sie das Buch ohnehin gut und gerne lesen können, ohne auf die Punkte zu achten. Bei der Lektüre werden Sie vielleicht hier und da denken: ganz schön privilegierte Großstadtblase, aus der die beiden da berichten. Oder: Solche Diskurse muss man sich auch erst mal leisten können! Stimmt. Wir verfügen über allerlei Privilegien und Anlässe zum Glücklichsein. Aber wir haben eben auch Ängste, die uns je nach Stimmungslage in kleinere oder größere Krisen stürzen. Kommen wir so weiter durch? Welche Chancen haben wir auf einem Arbeitsmarkt, der von befristeten Verträgen und prekären Arbeitsverhältnissen geprägt ist? Was passiert, wenn wir krank werden oder unsere Eltern pflegebedürftig? Was ist eigentlich mit der Libido in der zweiten Lebenshälfte? Hält die Beziehung, finden wir noch einmal die große Liebe, oder können wir uns das Beziehungsleben abschminken? Führen wir das »richtige Leben«? Wie werden wir alt?

Was uns bei unserer Beschäftigung mit dem Midlife aufgefallen ist: Viele vermeintlich überkommene gesellschaftliche Konventionen aus früheren Jahrzehnten stecken noch tief in uns. Und über die Abweichung von der »Norm« – ob durch tiefe Gelüste, Bedürfnisse oder Wünsche – wird auch in einer noch so aufgeklärten Gesellschaft lieber nicht gesprochen, Themen wie Sex oder Geld sind erstaunlicherweise nach wie vor schambehaftet. Aber sind wir nicht spätestens jetzt an einem Punkt im Leben, wo solche Scham uns weder vom Handeln, Denken noch Sprechen abhalten sollte?

Womit wir schon am Ende der Talsohle des U angekommen wären, also dort, wo es wieder bergauf geht. Hirnforscher konnten nachweisen, dass ältere Menschen auf positive Erlebnisse stärker reagieren als die jüngeren. Es sind die kleinen Erfolge und Glücksmomente, die zu großer Zufriedenheit führen – und zwar genau im Angesicht der eigenen Endlichkeit. Andere sprechen vom »Angekommensein«. Doch dieses Buch möchte kein Ratgeber sein. Bevor Sie ankommen also erst einmal viel Spaß beim »Unterwegssein« im Midlife.

Zelltod, Meno- und Andropause

Die biologischen Fakten der Lebensmitte

Midlife – der Begriff wird im alltäglichen Sprachgebrauch fast ebenso selbstverständlich verwendet wie der der Pubertät. Ähnlich wie dieser Zeitabschnitt, in dem körperlich und psychisch einiges passiert, werden auch der mittleren Lebensphase sowohl emotionale als auch physische Umbrüche zugeschrieben. Mit dem Potenzial, dem Kurs des Lebens noch mal eine ganz neue Richtung zu geben. Allerdings lässt sich das, was physiologisch im Midlife passiert, weniger präzise auf den Punkt bringen als die körperlichen Veränderungen in der Jugend. Das Zeitfenster, in dem bei den meisten Frauen die Menopause einsetzt, ist zum Beispiel deutlich größer als das, in dem Mädchen ihre erste Periode bekommen. Und die Andropause des Mannes – ein langer, über mehrere Jahrzehnte andauernder Prozess sinkender Testosteronwerte – lässt sich dem Midlife ohnehin nur sehr beschränkt zurechnen.

Auch was die optischen Veränderungen angeht, die Männer und Frauen im Midlife durchmachen, lässt sich zwar feststellen: Hier passiert – vergleichbar mit der Pubertät – einiges (obgleich unter anderen Vorzeichen). Aber die zunehmende Sehschwäche, die grauen Haare, der Haarausfall und auch die vielen kleineren Gebrechen, die das mittlere Alter mit sich bringt, sind individuell doch sehr unterschiedlich ausgeprägt und lassen sich nur bis zu einem gewissen Grad mit den hormon-und wachstumsbedingten Veränderungen der Pubertät vergleichen.

Das Spüren des Verfalls

Also bleibt die Frage, wovon wir bei diesem Midlife eigentlich reden, wenn die mathematische Mitte des Lebens gut elf Jahre vor dem durchschnittlichen Einsetzen der Menopause mit 52 Jahren liegt, und andere biologische Marker in dieser Zeitspanne ziemlich variabel sind. Um hier Fakten sammeln zu können, haben wir uns entschieden, ein paar Ausschläge um diese Eckdaten mitzunehmen und das Midlife zwischen 35 und 55 anzusiedeln. Einigen Begleiterscheinungen dieser Zeitspanne und auch den sozialen und emotionalen Herausforderungen haben wir eigene Kapitel gewidmet, an dieser Stelle interessiert uns aber die Biologie. Und die erste Frage wäre, gibt es im Midlife – neben der hormonellen Umstellung der Menopause – noch irgendwelche anderen physischen Ereignisse, die Krankheiten, Schwächen und das Schwächeln sowohl bei Männern als auch bei Frauen auslösen? Die Altersforschung beantwortet diese Frage mit einem klaren Nein. Der biologische Zenit des menschlichen Körpers ist in diesem Alter schon lange überschritten. Der Abstieg beginnt bereits mit zwanzig Jahren. »Wir definieren den Beginn des Alterns mit dem Abschluss der Entwicklungsphase«, erklärt Sebastian Grönke vom Max-Planck-Institut für die Biologie des Alterns. »Und die ist von Wachstum, Zellteilung und Verschaltung von Nervenzellen geprägt.« Auf die Zeit nach dem Wachstum, der Entwicklung folgt eine des relativ linearen Verfalls. Sie setzt mit um die zwanzig ein und beschleunigt sich erst im hohen Alter zu einer Abwärtskurve. Eine traurige Erkenntnis für diejenigen, die es noch nicht wussten.

Aber wie kann es dann sein, dass wir mit zwanzig nichts davon bemerken, sondern erst gut zwei Jahrzehnte später? Messen, sagt Sebastian Grönke, könne man die Veränderungen in den Zellen schon bei den Jungen, spüren hingegen kaum – außer im Spitzensport, wo Karrieren häufig schon mit Mitte dreißig zu Ende gehen.

Die Performance kann dann nicht mehr gehalten werden. Eine Erfahrung, die Nicht-Profi-Sportler nur deshalb später im Leben machen, meint Sebastian Grönke, weil sie eben seltener an ihre Grenzen gehen. Man kann es auch so ausdrücken: Für Normalsterbliche leistet der verfallende Körper über viele Jahre noch genug für die eigenen (niedrigen) Ansprüche. Dass die Energiebereitstellung in den Muskeln mit dem Älterwerden irgendwann nicht mehr so gut funktioniert, fällt lange nicht auf. Im Midlife hingegen merkt der Mensch den Verfall auf einmal auch in Situationen, die keine außergewöhnlichen physischen Herausforderungen darstellen: morgens beim Aufstehen, beim Treppensteigen oder bei einer leichten Sportverletzung, mit der wir länger zu tun haben als früher. Und damit hätten wir vielleicht unseren ersten, zugegeben immer noch weichen, biologischen Marker für die Mitte des Lebens: Im Midlife spüren wir den Verfall.

Lebensabend der Zellen

Aus Sicht der Altersforschung ist Altern eine Anreicherung von Schäden. Zoomt man sich gedanklich in jede einzelne Zelle im Körper hinein, so bedeutet Verfall dort vor allem eine Schädigung des Erbgutes: Bei jeder Zellteilung werden die Chromosomenenden ein bisschen kürzer und sind irgendwann so klein, dass sie sich gar nicht mehr teilen können. Sie haben ihren Lebensabend erreicht. »Zelluläre Seneszenz« nennt man dieses Phänomen – welchen Sinn es beim Alterungsprozess hat, ist noch nicht vollständig erforscht. Lange Zeit gingen Wissenschaftler davon aus, dass die Seneszenz die Bildung von Tumoren verhindert – indem eben auch mutierte oder geschädigte Zellen die Teilung einstellen. Allerdings üben die greisen Zellen auch einen schlechten Einfluss auf ihr Umfeld aus: Sie schädigen Zellen in der Nachbarschaft, indem sie z. B. Entzündungsfaktoren abgeben. Das Dumme ist: Der Körper wird diese alten Zellen, die ihre Funktion der Teilung nicht mehr erfüllen, nicht los. Verschiedene Versuche an Mäusen haben gezeigt, dass eine Entfernung seneszenter Zellen sich wie eine Verjüngungskur auf die Tierchen auswirkt. Für den Menschen gibt es ein solches Anti-Aging-Mittel, das die alten Zellen entfernt, bislang noch nicht.

Den körperlichen Verfall nehmen wir oft zuerst an den Augen wahr. Wir beginnen Schriftstücke mit ausgestrecktem Arm von uns zu halten, wir greifen in dämmriger Umgebung zum Smartphone, um Texte auszuleuchten, und irgendwann schaffen wir uns eine Lesebrille an, die wir dann wahlweise hochziehen oder von der Nase runterschieben, um nah und fern zu sehen. Die sogenannte Altersweitsicht lässt uns im Midlife auch auf andere schlagartig älter wirken. Dabei ist das Auge ein Organ, das schon lange vor dem zwanzigsten Lebensjahr abbaut. Das fällt uns nur nicht auf, weil unsere Sehkraft so hoch ist, dass wir lange problemlos klarkommen. Erst wenn wir nicht mehr alles entziffern können, merken wir, dass etwas nicht stimmt. Während wir zu diesem Zeitpunkt oft noch denken, dass sei der erste Bote des Verfalls, sind in Wahrheit andere Organsysteme längst von Alterungsprozessen betroffen. »Alles altert«, sagt Sebastian Grönke.

Nicht nur die Wunde heilt nach Verletzungen nicht mehr so schnell, auch die Regeneration nach sportlichen Einsätzen dauert länger. »Aber das Altern ist ein dynamischer und plastischer Prozess«. Es läuft anders als bei der Entwicklung kein Programm ab, das irgendwann einfach fertig ist. Vielmehr können wir eingreifen, steuern. Das ist die gute Nachricht. Am größten Organ unseres Körpers, der Haut, fällt es besonders auf: Falten, Bindegewebsschwäche, Altersflecken, Rötungen, manches davon ist Veranlagung, aber vieles kann man vermeiden oder herauszögern, wenn man sich entsprechend verhält, zum Beispiel auf die bekannten Hautgifte Sonne, Alkohol und Tabak verzichtet und der Haut gibt, was sie verdient. Der Einfluss unserer Gene auf die Lebenszeit wird in Studien immer wieder untersucht – Wissenschaftler vergleichen im großen Maßstab Familienstammbäume oder Zwillinge. Das Ergebnis ist beeindruckend: Denn nur zu 15 Prozent ist Altern genetisch vorbestimmt, den Rest – 85 Prozent – machen Umwelteinflüsse, Ernährung, Bewegung und sportliche Aktivität aus.

Das Auf und Ab der Wechseljahre

Fest steht also: Der Körper verändert sich lange, bevor wir es in der Mitte des Lebens merken. Aber spätestens, wenn wir es spüren, sollten wir eingreifen und unsere Gewohnheiten ändern oder uns damit abfinden, dass es ab jetzt bergab geht mit uns. Irgendwie unfair von der Natur eingerichtet bleibt aber die Tatsache, dass Frauen ungefähr zeitgleich dann auch noch von der Menopause eingeholt werden. Nicht nur, dass die körperliche Fitness nachlässt, die Muskeln schneller abbauen, die Haut ihre Spannkraft verliert, der verlangsamte Stoffwechsel zur Gewichtszunahme führt, jetzt schlagen auch noch die Hormone zu. Ihr Verhältnis zueinander ändert sich manchmal ziemlich drastisch, manche Hormone werden auch kaum noch produziert, und das wirkt sich mitunter zusätzlich auf Körper und Psyche aus. Daher erleben viele Frauen das Altern wie einen plötzlichen Schlag. »Es heißt ja immer: Männer werden älter, Frauen werden alt«, zitiert unsere Freundin Andrea den Spruch, den Simone de Beauvoir prägte und in ihrem Buch »Das andere Geschlecht« noch dadurch ergänzte, dass der Frau die Weiblichkeit schlagartig genommen werde: »Noch verhältnismäßig jung verliert sie den erotischen Anreiz und die Fruchtbarkeit, aus denen sie in den Augen der Gesellschaft und in ihren eigenen Augen die Rechtfertigung ihrer Existenz und ihre Glücksmöglichkeiten ableitete: Ihrer ganzen Zukunft beraubt, hat sie etwa die Hälfte ihres Lebens als Erwachsene vor sich.«

De Beauvoirs Buch ist inzwischen über siebzig Jahre alt, und es hat sich zum Glück gesellschaftlich einiges getan. Unsere Freundin Andrea teilt weder de Beauvoirs pessimistische Sicht, noch würde sie die Auswirkungen des Klimakteriums jemals so beschreiben. Aber auch sie meint: »Tatsächlich ist es so, als ob man von einem Tag auf den anderen so eine Schwelle überschritten hätte und sich alt fühlt.« Zu diesem gefühlten Altersschock, den Andrea schon in der Perimenopause erlitten hat, also der Zeit vor der Menopause, können im Verlauf der Wechseljahre noch andere nervige neue Erfahrungen hinzukommen: Hitzewallungen, Schlaf- und Blutungsstörungen und auch eine gewisse psychische Instabilität. Katrin Schaudig, eine Endokrinologin aus Hamburg, die gemeinsam mit ihrer Kollegin Anneliese Schwenkhagen das Buch »Kompass Wechseljahre« geschrieben hat, zitiert zum Thema Stimmungsschwankungen gerne eine ihrer Patientinnen, die erschüttert davon berichtete, wie sie beim Bäcker in Tränen ausbrach, weil ihr Lieblingsbrot ausverkauft war. So etwas sei typisch für die Wechseljahre.

Die Wechseljahre, durch die jede Frau (mit Eierstöcken und Gebärmutter) in der Mitte des Lebens durchmuss, sind ein Auf und Ab, können aber (das ist die gute Nachricht) auch mehr oder weniger symptomfrei verlaufen. Die medizinische Literatur geht allgemein davon aus, dass ein Drittel der Frauen völlig problemlos durch diese Zeit kommt, ein weiteres Drittel fühlt sich leicht beeinträchtigt, und nur ein Drittel hat tatsächliche Beschwerden. In einer Untersuchung des Universitätsklinikums Dresden gaben sogar nur 21 Prozent der befragten Frauen an, unter schweren Symptomen zu leiden.

Wen es wie trifft, lässt sich nicht wirklich gut vorhersagen. Es gibt Annahmen, dass zum Beispiel Frauen, die schon in früheren Jahren unter dem prämenstruellen Syndrom litten, wahrscheinlich auch in den Wechseljahren Stimmungsschwankungen haben werden. Hitzewallungen sollen angeblich Frauen, die regelmäßig Sport treiben und in die Sauna gehen, weniger belasten als andere – aber richtig zuverlässig sind solche Aussagen nicht.

Was physiologisch passiert (und wozu es sehr viel ausführliche Literatur gibt), ist hingegen für alle Frauen ziemlich vorhersehbar: Der vierwöchige Zyklus, an den sie sich in ihrer Jugend gewöhnen mussten, gerät irgendwann ins Schwanken. Die Abfolge Menstruation, Follikelreifung, steigender Östrogenspiegel, Eisprung, zusätzlich steigender Progesteronspiegel und dann, bei ausbleibender Schwangerschaft, schlagartiger Absturz beider Hormone und neue Regelblutung – dieser Rhythmus kommt aus dem Tritt. Wenn auf die letzte natürliche Regelblutung ein Jahr lang keine Periode mehr folgt, spricht man von der Menopause. Dann ist es mit den Blutungen meist endgültig vorbei und die Phase, die Postmenopause heißt, erreicht.

Warum das alles passiert? Frauen sind mit einer endlichen Anzahl an Eizellen ausgestattet. Im Laufe des Lebens verringert sich diese Anzahl, bis irgendwann nur noch wenige übrig bleiben, die aber altersbedingt von immer schlechterer Qualität sind und nicht mehr »springen«, wie und wann sie sollen. Ist dieser Punkt erreicht – meist im Midlife –, wird der Zyklus instabiler. Dann stimmen die Relationen zwischen den Hormonen nicht mehr, meist wird erst mal weniger Progesteron gebildet. Brustspannen, Wassereinlagerungen, Gewichtszunahme und manchmal auch sehr starke Blutungen können hier die Nebenwirkungen sein. Nach dieser Phase mit relativem Östrogenüberschuss beginnt dann irgendwann auch noch der Östrogenspiegel zu sinken. Für Frauen beginnt nun eine Zeit, die gelegentlich als »Achterbahn der Hormone« bezeichnet wird. Die Blutungen werden noch unregelmäßiger. Schlafstörungen schleichen sich ein. Das Nerven- und Muskel-Netzwerk, das das Ausweiten und Zusammenziehen unserer Blutgefäße steuert, kann – von den Veränderungen des Östrogenspiegels beeinträchtigt – verwirrende Signale senden, so dass es zu den berühmten Hitzewallungen kommt.

Diese »Unzuverlässigkeit des Körpers« irritiert, sagt Andrea: »Bei mir blieb die Regel das erste Mal mit 43 weg, und zwar gleich für zwei Jahre. Und plötzlich war sie wieder da, bleibt jetzt aber immer mal aus und kommt dann wieder.« Bei ihr kommen zu dieser Unregelmäßigkeit depressive Verstimmungen hinzu, die sich anfühlen wie ein wochenlang andauerndes prämenstruelles Syndrom.

Stephanie Krüger, Psychiaterin und Leiterin der beiden Zentren für seelische Frauengesundheit am Vivantes Klinikum in Berlin, erklärt die Stimmungsschwankungen so: »Die Botenstoffe, die im Gehirn dafür zuständig sind, dass wir ausgeglichen und guter Stimmung sind, dass wir uns gut konzentrieren können, sind auf die weiblichen Geschlechtshormone angewiesen. Werden davon weniger ausgeschüttet, bemerken Frauen zum Teil sehr deutlich psychische Veränderungen an sich selbst.« Die Frauen, die in den Wechseljahren zu ihr ins Zentrum für Seelische Frauengesundheit kommen, sind oft ziemlich verzweifelt. »Das sind Patientinnen, die sagen ›Ich kann nicht mehr‹, ›Ich will wieder schlafen‹, ›Ich will als Anwältin wieder selbstbewusst mein Ding machen‹ oder ›Ich will als Lehrerin wieder vor der Klasse stehen können, ohne in Tränen auszubrechen, wenn ein Schüler mal was Komisches sagt‹.« Sind die Begleiterscheinungen der Wechseljahre stark ausgeprägt, ist der Leidensdruck vorübergehend groß. Manches renkt sich auch wieder ein, wenn sich der Körper an die veränderte Hormonlage angepasst hat.

Ein Symptom ist allerdings chronisch: die sogenannte vaginale Atrophie, die sich tendenziell erst nach der Menopause bemerkbar macht, wenn Östrogen schon eine ganze Weile nicht mehr in nennenswertem Ausmaß ausgeschüttet wurde. Eine Freundin, die diese Diagnose erhielt, war regelrecht geschockt. »Vaginale Atrophie«, rief sie entsetzt ins Telefon. Und es klang, als müsse sie miterleben, wie ihre Vagina langsam verschwindet. Was tatsächlich passiert: Die Vaginalhaut wird dünner, der pH-Wert verändert sich von sauer zu alkalisch, die in der Scheide angesiedelten Milchsäurebakterien finden keinen Nährboden mehr. Die Folge sind Schmerzen beim Sex, häufige Entzündungen und mitunter auch Drang-Inkontinenz. Katrin Schaudig formuliert es so: »Scheide ohne Östrogene ist wie Sahelzone ohne Wasser.« Zum Glück lässt sich allerhand machen, um es gar nicht so weit kommen zu lassen (und auch dazu gibt es sehr viel gute Literatur).

Hormonelle Veränderungen in der Andropause

Im Vergleich zur Menopause, die die mittleren Jahre von Frauen stark beeinflussen kann, ist die Andropause für mittelalte Männer ein Spaziergang. »Ich hab' mich gewundert darüber, dass die Möglichkeiten, Sex zu haben, nachlassen«, beschreibt ein Freund die Lage in etwas komplizierten Worten. Ein anderer Freund spürt, wie langsam die Kräfte nachlassen. Ein weiterer bedient sich »blöder Bilder«, wie er selbst sagt. »Der Motor springt nicht mehr so schnell an, man kocht auf kleinerer Flamme.«

Die körperlichen Veränderungen, von denen hier die Rede ist, können auch normale Alterserscheinungen sein. Nur in seltenen Fällen lassen Kraft, Lust oder Potenz bei Männern in der Mitte des Lebens tatsächlich hormonell bedingt nennenswert nach. Der Testosteronspiegel sinkt zwar bei Männern ab vierzig – allerdings nicht schlagartig, sondern ziemlich linear um ein bis zwei Prozent pro Jahr. Außerdem, betont Tobias Jäger, Facharzt für Urologie, sei der normale Testosteronspiegel bei Männern relativ breit gefasst, so dass sich das fehlende Testosteron in den mittleren Jahren nicht besonders bemerkbar machen muss. Jäger formuliert es so: »Ein junger Mann befindet sich eher im oberen Normalbereich, und wenn er dann etwa ab dem 40. Lebensjahr einen Testosteronverlust von 1–2 % jährlich erlebt, dann wird er auch mit sechzig oder siebzig Jahren noch nicht im zu niedrigen Bereich angelangt sein.«

Die Symptome eines Testosteronmangels – dazu gehören in einem früheren Stadium Abgeschlagenheit, Müdigkeit, Schlafstörungen und Stimmungsschwankungen – bekommen die meisten Männer also, wenn überhaupt, erst in höherem Alter zu spüren. Leidet ein Mann im Midlife unter Testosteronmangel, hat das oft mehr mit der Lebensführung zu tun als mit dem Alter, meint Jäger. Die häufigste Ursache sei Übergewicht: »Über die Fettzellen wird die körpereigene Produktion von Östrogen durch das Enzym Aromatase gesteigert.« Und das ist ziemlich kontraproduktiv, weil es für den Aufbau von Muskeln, die das Fett verdrängen, eigentlich mehr Testosteron bräuchte. Da das Testosteron neben seiner aufbauenden Funktion für Muskeln, Libido und Sex auch für einen gesunden Stoffwechsel und stabile Knochen sorgt, wird ein diagnostizierter Testosteronmangel in mittleren Jahren oft vorübergehend mit einer Gabe von Testosteron behandelt. »Bis sich die Konstitution wieder bessert«, so Jäger.

Charlie's Angels

Bei Frauen in der Menopause ist es mit dem Ausgleich von Hormonen hingegen so eine Sache. Erstens ist der Hormonmangel in der Mitte des Lebens bei Frauen im Gegensatz zu dem von Männern keine pathologische Ausnahmeerscheinung, sondern eine natürliche Entwicklung. Zweitens ist die Gabe von Hormonen in den Wechseljahren seit 2002, als erste Ergebnisse aus der großen amerikanischen »Women's Health Initiative«-Studie veröffentlicht wurden, hochumstritten. Diese stellte einen Zusammenhang zwischen der Einnahme von künstlichen Hormonpräparaten und einem erhöhten Brustkrebs- und Herzinfarktrisiko fest. Die Begeisterung für Östrogene, die Frauen damals en masse gegen ihre Wechseljahresbeschwerden verschrieben bekamen und als »Jungbrunnen« gepriesen wurden, schlug um in Skepsis. Nahm vor zwanzig Jahren noch mehr als jede dritte Frau in den Wechseljahren Hormonersatzpräparate, sind es heute nur noch sechs Prozent.

Der Diskurs rund um Hormone scheint sich zuletzt aber wieder ein wenig zu drehen, und das hat – in Deutschland jedenfalls – auch mit der Gynäkologin Sheila de Liz, Autorin des Bestsellers »Women on fire«, und mit Endokrinologinnen wie Katrin Schaudig und Anneliese Schwenkhagen zu tun, alle drei bekennende Fans von Östrogenen, Progesteron und Co. Katrin Schaudig formuliert ihre Hilfestellung bei hormonellem Chaos im Unterleib so: »Der Eierstock ist völlig ausgeflippt, wie ein Computer, der nicht mehr macht, was er tun soll. Und was machen wir? Wir drücken die Reset-Taste!« Und zwar mit bioidentischen Hormonen, die Sheila de Liz in ihrem Buch auch gerne als »Charlie's Angels« bezeichnet.

Die Betonung des »Bioidentischen« ist den drei Ärztinnen sehr wichtig, denn das ist der große Unterschied zwischen den Präparaten, die sie so gern verschreiben, und den Hormonen aus Stutenurin, die den Frauen zu Zeiten der »Women's Health Initiative«-Studie verabreicht wurden. Bioidentische Hormone werden im Labor hergestellt, aus einem Stoff, der im Unterschied zu den alten Präparaten exakt der Struktur der Hormone aus dem Eierstock entspricht. Und die bioidentischen Hormone lassen sich – auch weil viele in Form von Gels oder Sprays daherkommen – sehr viel besser (und geringer) dosieren und vom Körper aufnehmen.

Ohne ins Detail gehen zu wollen, sei an dieser Stelle erwähnt, dass es inzwischen Studien dazu gibt, die den Einsatz dieser Hormone als nicht so problematisch bewerten wie die Präparate, die in der WHI-Studie so schlecht abschnitten. Aber: Brustkrebsrisiko wird auch bei den gängigen, bioidentischen Estradiol-Gels als mögliche Nebenwirkung auf dem Beipackzettel erwähnt.

Für Ärztinnen wie Sheila de Liz, Anneliese Schwenkhagen und Katrin Schaudig überwiegen die positiven Wirkungen der bioidentischen Hormone die Risiken aber klar. Solange Frauen keine Brustkrebs-Vorgeschichte haben oder ein Gen in sich tragen, das Eierstock- oder Brustkrebs auslösen kann, verschreiben sie die neuen Präparate gern gegen Wechseljahresbeschwerden. Wobei Sheila de Liz' Ansatz sogar in Richtung Vorsorge vor Osteoporose, Demenz und Herzgefäßerkrankungen geht.

Die offenere Einstellung gegenüber einer Hormontherapie in den Wechseljahren, die sich inzwischen auch in den Leitlinien der deutschen Gesellschaft für Gynäkologie und Geburtshilfe spiegelt, hat auch vor unserem Freundinnen- und Bekanntenkreis nicht halt gemacht. Viele Frauen, die zum Beispiel der Antibabypille gegenüber noch äußerst skeptisch waren und diese nach der Jugend schnell wieder abgesetzt haben, ziehen es durchaus in Betracht, bei Menopausen-Beschwerden Hormone zu nehmen, »so gering dosiert wie möglich«. Die meisten, die bereits bioidentische Hormone nehmen, weil die Gelenke stark schmerzten, die Hitzewallungen unerträglich waren, der Schlaf ausblieb oder die Traurigkeit nicht mehr auszuhalten war, haben nach ein paar Wochen Hormontherapie den Eindruck, dass sich ihr Zustand bessert. Es gibt aber auch viele Freundinnen, für die Hormone nie in Frage kämen. Weil sie der Pharmaindustrie nicht trauen, sich um Abhängigkeiten sorgen und Angst haben, dass in ein paar Jahren eine neue Langzeitstudie dann doch wieder einen Zusammenhang zwischen Hormonen und schweren Erkrankungen feststellt.

Es gibt natürlich auch alternative Mittel bei Wechseljahrbeschwerden. Am wirksamsten finden Katrin Schaudig und Anneliese Schwenkhagen Extrakte der Traubensilberkerze oder der Rhabarberwurzel, die gegen Hitzewallungen, Schlafstörungen und psychische Beeinträchtigungen wirken können. Auch Versuche mit Akupunktur, kognitiver Verhaltenstherapie oder Hypnose lohnten sich, meinen sie.

Früchte und Fruchtbarkeit

Bei vaginaler Atrophie hingegen – diesem Schreckgespenst, das in Beiträgen zum Thema gern mit Trockenfrüchten bebildert wird – hilft wohl tatsächlich am ehesten eine Salbe, die Estriol enthält. Sie allein kann den vaginalen Östrogenmangel ausgleichen, der sich für eine Vielzahl an Frauen irgendwann unschön bemerkbar macht. Ähnlich wie bei der Impotenz älterer Männer (aus der Welt der Früchte wird in der Werbung hier gern die nach unten zeigende Banane bemüht) wird über die vaginale Atrophie mittelalter Frauen aber viel zu wenig gesprochen. Aus Scham überlassen wir den Umgang mit dem Thema Ärzt*innen, die hoffentlich aufgeweckt genug sind, uns auf erste Anzeichen von vaginalem Östrogenmangel überhaupt hinzuweisen. Zu wünschen wäre hingegen ein Umgang mit der Atrophie, der ähnlich unverkrampft ist wie der mit der Periode: Neben Mooncups und sexy Periodenunterwäsche könnte auch die Vaginalcreme zum lieb gewonnenen Accessoire im Leben einer Frau werden. Nach dem Motto: Mag alles nerven, aber wir lassen uns davon nicht das Leben versauen. Die Freundin jedenfalls, die unter Atrophie litt, ist äußerst zufrieden mit dem Einsatz dieser Salben.

Natürlich muss hier noch einmal gesagt werden, dass physische Veränderungen im Midlife von Mensch zu Mensch verschieden sind und die Mitte des Lebens mehr oder weniger stark prägen. Für alle wahrnehmbaren Begleiterscheinungen dieses Lebensabschnitts gilt aber: Die Probleme, die das Alter von ganz allein mit sich bringt, werden durch einen unreflektierten Umgang noch verstärkt. Und was die physiologischen Eckdaten der Mitte des Lebens angeht: Es lohnt sich, die komplexen Vorgänge, die der eigene Körper zwischen 35 und 55 durchmacht, zu kennen! In diesem Zusammenhang sei auch noch mal an die magische Zahl von Sebastian Grönke erinnert. Wie wir altern, ist nur zu fünfzehn Prozent genetisch vorbestimmt, den Rest machen Umwelteinflüsse, Ernährung, Bewegung oder sportliche Aktivität aus. Die physischen Marker des Midlife lassen sich individuell verschieben oder wenigstens beeinflussen.

Scheidentrockenheit – das letzte Tabu

Wer im Internet nach Informationen zu vaginaler Atrophie sucht, stößt auf unzählige Bilder von Trockenfrüchten: vom Pfirsich über die Feige bis zur vertrockneten Apfelsine, die so etwas von tot aussieht, dass man seinen Blick entsetzt abwendet. Ist diese Sicht auf die Vulva liebevoll, wertschätzend, so wie wir uns das wünschen? Wir finden: nein. Hier wird etwas gezeigt, das offenbar im Begriff ist, seinen Dienst einzustellen, und langsam aber sicher stirbt. Könnte man mit dem Thema nicht anders umgehen? Ermutigender? Darüber sprachen wir mit der Brand-Designerin Erika Schuller.

○● *Die trockene Frucht ist ja ein gern genommenes Bild fürs Thema Scheidentrockenheit – wie erklären Sie sich diese von uns als beschämend wahrgenommene Bildsprache?*

Eine spannende Frage! Hier muss man prüfen, ob das auch die Perspektive und Wahrnehmung der Betroffenen ist. Denn von außen betrachtet ist dies zunächst einmal eine vermeintlich neutrale Bildsprache, die erlernt wurde. Viele Unternehmen und Organisationen, seien es Tampon- oder Periodenunterwäschehersteller, aber auch Blogs und Informationsplattformen bedienen sich dieser Bilder. Bei Themen, die sich um weibliche Geschlechtsorgane und Fortpflanzung drehen, sehen wir Blumen, Früchte oder ähnliche Objekte, die einen symbolischen Bezug zur Vulva, Vagina oder dem Uterus herstellen. Das ist auch irgendwie naheliegend. Auf den ersten Blick gibt es die Formanalogien zwischen Vulva und beispielsweise einem Pfirsich, einer halbierten Grapefruit oder einer Pfingstrose. Und auch die sprachliche Analogie zur Frucht ist relativ offensichtlich, wenn man über Fruchtbarkeit und Fortpflanzung spricht. Wir treffen hier also auf eine sehr vertraute und etablierte Bildsprache. Im Fall der Scheidentrockenheit wird diese um eine

Facette erweitert – die Eigenschaft der Trockenheit. Wir bleiben auf einer deskriptiven Ebene, die jedoch von Rezipient*innen durchaus als beschämend wahrgenommen werden kann.

○● *Auch wenn diese Bildsprache erlernt ist, ist sie ja nicht besonders aufbauend. Verstärkt sie nicht schlechte Gefühle, Gefühle von Scham, die Betroffene mitunter eh schon empfinden? Diese Art der Kommunikation hat ja durchaus Tradition – wenn man mal an den Umgang mit der Periode denkt, die ja auch lange als ein schambehaftetes Thema behandelt wurde?*

Absolut! Viele, wenn nicht sogar alle Themen rund um die weibliche Fortpflanzung und Sexualität waren und sind auch heute noch in irgendeiner Form schambehaftet. In unserer Gesellschaft wird der weibliche Körper und dessen Funktion stets bewertet. Das gilt für den Blick von außen auf andere Körper, aber auch für den Blick auf den eigenen Körper, der immer mit einer Bewertung verbunden ist. Dadurch ist es schwieriger, über Themen wie die Scheidentrockenheit zu sprechen, weil wir nie einen offenen und nicht wertenden Umgang mit dem eigenen Körper erlernt haben. Wir brauchen ein Bewusstsein für die Problematik, um diese anerzogenen, negativen Verhaltensweisen und Gefühle zu verlernen und das Thema aus der Scham-Schublade zu holen. Bei der Periode hat das in der Tat einigermaßen gut funktioniert. Sie ist inzwischen deutlich stärker im Mainstream-Diskurs angekommen, was aber viel Arbeit war und in vielerlei Hinsicht auch noch ist. Denken wir zurück, wie begonnen wurde, über das Thema öffentlich zu sprechen. Auch auf visueller Ebene hat es viel Zeit, Aufklärung und Aktivismus bedurft, bis Blut als rote Farbe gezeigt wurde und nicht mehr nur als blaue Ersatzflüssigkeit. Themen, die »unterhalb des Bauchnabels« stattfinden, werden aber in der Regel noch immer nicht offen diskutiert. Ich glaube, auch bei der Scheidentrockenheit muss man ähnlich zur

Periode viel Aufklärung leisten und offen kommunizieren, um das vermeintliche Stigma, welches die vaginale Atrophie mit sich führt, ein für alle Mal aufzulösen.

○● *Wie würde eine Kommunikationsstrategie aussehen, die statt zu beschämen eher »empowernd« ist?*

Beginn einer jeden Strategie ist zunächst einmal der Austausch mit den Betroffenen. Und dann müssten persönliche Vermutungen durch Marktforschung in tatsächliche Erkenntnisse übersetzt werden. Wenn Betroffene diese Art der Kommunikation als beschämend empfinden, dann gilt es auch, herauszufinden, woran das liegt. Sprich, woher rührt die Scham? Ist es eine Scham, die aus einer vermeintlichen »Frigidität« herrührt, also daraus, vermeintlich nicht sexuell aktiv und begehrlich zu sein? Oder geht die Scham mit einer gesellschaftlich negativen Konnotation der Menopause und des Alterns einher? Stichwort Ageism. Vielleicht liegt der Ursprung aber in der eben schon erwähnten allgemeinen gesellschaftlichen Tabuisierung weiblicher Sexualität und Körperlichkeit? Also woher kommt die Scham? Das gilt es, herauszufinden.

○● *Und dann? Was macht man dann damit?*

Die Frage lautet ja, wie Kommunikation konkret aussehen kann, die nicht mehr schambehaftet ist. Um eine erfolgreiche kommunikative Ansprache der Betroffenen zu erreichen, muss definitiv der Auslöser der Scham adressiert werden, auf den dann eine Antwort gegeben wird. Dies kann ein positives Gegengefühl zur Scham sein – wie Empowerment – oder eine positive Gegenwelt, die gezeichnet wird. Ziel ist es, das Thema in den öffentlichen und privaten Diskurs zu bringen. Hier spielt der Absender der Kommunikation allerdings eine entscheidende Rolle. Handelt es sich beispielsweise um eine medizinisch-wissenschaftliche Organisation, sollte der Fokus klar auf Bildung und Aufklärung liegen, um ein besseres Körperverständnis und einen unbefangenen Austausch zu etablieren. Handelt es sich aber beispielweise um ein Unternehmen oder eine Marke mit einem aktivistischen Charakter, darf die Kommunikation auch in Richtung Female Empowerment gehen und eine Botschaft der Selbstermächtigung aussenden. In dieser Form der Kommunikation überwiegt dann eher der bewusste »Tabu-Bruch«, der auch zum Teil der Betroffenenidentität werden kann. Durch das aktivistische Momentum kann sich eine große Zahl an Menschen mit dem Thema auseinandersetzen, wodurch sich das Thema normalisieren wird. Wenn vaginale Atrophie zuvor nur unter vier Augen beim Arzt oder der Ärztin oder maximal im engsten Vertrautenkreis thematisiert wurde, dann sollte das Ziel sein, einen genauso unbefangenen Umgang zu etablieren, wie es beispielweise bei trockenen Händen der Fall ist. Kaum jemand schämt sich wegen trockener Hände oder Augen im Winter.

○● *Das heißt, ein Rebranding dieses Themas wäre durchaus möglich?*

Absolut. Über ein »Rebranding« werden Dinge neu geframed – man setzt sie in einen anderen Zusammenhang und gibt ihnen ein neues Gesicht. Hier muss man auch sagen, dass der Begriff »Scheidentrockenheit« – so präzise dieser auch sein mag – natürlich nichts ist, mit dem man in Verbindung gebracht werden möchte. Hier könnte man auch überlegen, wie dieses symptomatische Erscheinungsbild auf eine Weise benannt werden kann, die sofort verständlich, aber nicht so vorbelastet ist. Beim Rebranding sollte man sich aber auch den zuvor angesprochenen Bildwelten zuwenden. Um den Rückgriff auf bekannte, potenziell beschämende Bildwelten zu vermeiden.

○● *Und wie könnten andere Bildwelten aussehen?*

Geht die visuelle Kommunikation von einer medizinisch-wissenschaftlichen Institution aus, sollte tendenziell eher auf eine nüchterne, jedoch anschauliche Bildsprache gesetzt werden. Das können Illustrationen oder Infografiken sein. Explizite fotografische Abbildungen sind in einem werblichen Kontext logischerweise schwieriger. Wenn wir jedoch zum Ansatz einer aktivistischen Brand zurückkehren, wie beispielsweise »The Female Company«, dann darf die Bildsprache durchaus laut, emotional und aktivierend sein. Man kann dann auch andere visuelle Elemente abseits der Blumen und Trockenfrüchte finden und auf positive wie unterhaltsame Art und Weise inszenieren. In diesem Gestaltungsprozess bietet sich die Zusammenarbeit mit Betroffenen an. Was würden sie sich wünschen? Wie implizit oder explizit soll das Thema vaginale Atrophie visuell dargestellt werden? Diese Antworten lassen sich viel besser in Kooperation mit der Zielgruppe in Erfahrung bringen als in einem unternehmens- oder agenturinternen Kreativ-Silo.

○● *Wäre es nicht vielleicht auch eine gute Idee, ganz auf Bilder zu verzichten, die für so etwas wie vaginale Atrophie stehen sollen?*

Auf Bilder zu verzichten, die für vaginale Atrophie stehen, wäre natürlich eine Möglichkeit – ganz auf Bilder zu verzichten, find ich dagegen schwierig. Menschen sind sehr visuelle Wesen. Bilder erreichen uns anders und vermitteln Informationen, Zusammenhänge und Gefühle auf einer Ebene, die textuell nur schwer zu erreichen ist. Aus diesem Grund würde ich nicht vollständig auf Bildmaterial verzichten.

○● *Man könnte ja auch lösungsorientiert vorgehen und auf Produkte setzen, die Abhilfe schaffen …*

Richtig. Eine klassische Technik innerhalb der Werbung ist es, das Problem zu benennen, den Fokus jedoch auf das positive Endergebnis zu legen und zu zeigen, dass ein selbstbewusster, körperbewusster und beschwerdeloser Umgang mit vaginaler Atrophie absolut möglich ist – das wäre eine Alternative.

○● *Bei verschreibungspflichtigen Produkten ist das natürlich schwierig, aber für all die anderen Produkte, die Abhilfe versprechen, wäre das sicherlich eine gute Idee. Und für die allgemeine Kommunikation über das Thema sowieso.*

Da bin ich ganz bei Ihnen. Wir benötigen definitiv einen anderen Umgang mit Themen rund um den weiblichen Körper und Sexualität im Allgemeinen und vaginaler Atrophie im Speziellen. Wir sind auf einem guten Weg, aber es gibt noch viel zu tun.

Geht da noch was?

Die Suche nach dem erfüllenden Job

»Was kann ich? Was will ich? Wo will ich arbeiten? Und mit wem? Was sind meine Werte im Leben?« Es war Sabine, Mitte vierzig, die mit diesen fünf Fragen einen Schlussstrich unter ihr bisheriges Berufsleben zog. Sie kündigte ihre Festanstellung als Büroleiterin in einer Kreativagentur, machte sich selbstständig und arbeitete zunächst für ein Podcast-Unternehmen, einen Geigenbauer und einen losen Zusammenschluss vieler Frauen, die im Bereich Erwachsenenbildung unterwegs sind. »Projekt- und Communitymanagerin« nennt man das wohl, sagt Sabine, die mehr als glücklich ist, den Sprung ins kalte Wasser gewagt zu haben. Im Gegensatz zu ihrer früheren Arbeit kann sie sich mit den Inhalten ihrer neuen Auftraggeber*innen identifizieren. Natürlich gibt es unter den Tätigkeiten auch Jobs, die sie mehr des Geldes wegen macht, »aber dann stimmt immerhin das Team«. Hinzu kommen selbstbestimmte Arbeits- und Urlaubszeiten und sogar eine bessere Vergütung.

Bilanz zu ziehen im Berufsleben, ist typisch für die Mitte des Lebens. Bei mehr oder weniger großer Unzufriedenheit heißt es dann oft: »Wie konnte es eigentlich passieren, dass ich hier gelandet und geblieben bin?« Es ist aber nicht nur die Unzufriedenheit, die Midlife-Krisen im Job auslösen kann. Manche Menschen überlegen, was der nächste Schritt auf der Karriereleiter sein könnte, während andere gern einen Gang zurückschalten und weniger arbeiten würden. Und dann gibt es die – und leider sind das häufig immer noch Mütter –, die sich, nachdem die Kinder aus dem Gröbsten raus sind, fragen, ob so etwas wie ein erfolgreiches Berufsleben jetzt überhaupt noch möglich ist.

Vieles ist möglich, nicht alles wahrscheinlich

Als jugendlicher Mensch hört man oft, dass man ja noch ein ganzes Leben vor sich habe und sich – auch beruflich – nicht zu früh festlegen solle. Wenn aber klar ist, dass es nur noch das halbe Leben ist, überlegt man sich eher, ob man etwas weitermacht, nur weil man irgendwann mal damit angefangen hat. »Der Klassiker ist der Investmentbanker, der Yogalehrer werden möchte«, sagt Cathy Narriman, Coach und Erfinderin von »Flipped Job Market«, einem Programm, das Menschen auf unorthodoxe Weise bei der Jobsuche hilft. Sie wartet immer noch vergeblich darauf, dass auch mal ein Pfleger bei ihr auftaucht, der sagt, er würde gern Investmentbanker werden. Aber beim Berufswechsel im Midlife spielen seltener der Kick und das große Geld eine Rolle. Häufiger ist der Shift von der Kopfarbeit hin zu etwas, das auch den Körper und die Seele mitnimmt: etwas »mit mehr Sinn«, etwas »mit den Händen«, »mit anderen Menschen« oder »mit mehr Zeit für mich«.

● Bei mir war es zum Beispiel immer die Tischlerlehre, die im Kopf aufpoppte, wenn ich mal wieder genug von der geistigen Arbeit hatte. In der Schreinerwerkstatt den professionellen Umgang mit Holz zu lernen und dann sehr schöne Dinge herzustellen, das hat mich schon während meines Architekturstudiums gereizt. Bislang mochte ich meinen Beruf zu gerne, um wirklich umzuschwenken. Etwas Praktisches mit meinen Händen zu tun, bedeutet mir allerdings zunehmend mehr, ebenso wie die Zusammenarbeit mit Menschen, mit denen es wirklich Spaß macht. Und es ist schön, dass sich gelegentlich Fenster in andere Berufswelten öffnen. Vor einigen Jahren bot ich mich bei einem befreundeten Spielplatzbauer als Praktikantin für ein Projekt in Japan an – schließlich gibt es nichts Besseres, als in ein fernes Land mit einem konkreten Auftrag zu reisen und dabei in einen ganz anderen Alltag einzutauchen. Und immerhin hatte ich in meinem Leben schon ziemlich viel Zeit auf

Baustellen verbracht. Er nahm mich tatsächlich mit, es war ein Experiment für alle Beteiligten, und ich musste in der japanischen Provinz feststellen, dass ich dann doch weniger einsetzbar war für die Erd- und Schweißarbeiten, als ich erhofft hatte. Der Freund hatte es wahrscheinlich schon vorher geahnt und drückte mir eine Filmkamera in die Hand: »Dafür bist du verantwortlich, mach was draus!« Am Ende des Aufenthaltes hatte ich immerhin meinen ersten kleinen Film gedreht und geschnitten. Im letzten Jahr bot mir eine Staudengärtnerin nach einem längeren Interview ebenfalls ein Praktikum an, nachdem sie mir erzählt hatte, dass eine Journalistin, Anfang fünfzig, gerade eine richtige Lehre bei ihr mache: »Kommen Sie jederzeit, wir können immer Leute gebrauchen!« Und kürzlich, wiederum nach einem Interview, war es ein Galerist, der mich auf ein Praktikum einlud, um mal tiefer hinter die Kulissen zu schauen. Mich beflügeln solche Begegnungen, weil ich spüre: Sollte ich meinen jetzigen Job aus irgendeinem Grund aufgeben müssen oder wollen, gibt es etwas, das mich ebenfalls erfüllen würde, es gibt die Menschen, die es mir ermöglichen würden, und es gibt auch einen Weg. ●

Julien, Musiker und selbstständiger Journalist für ein Business-Reisemagazin, wurde in der Mitte des Lebens als Quereinsteiger Lehrer, weil er gesellschaftlich etwas bewegen wollte, mit Themen, die ihn wirklich interessieren: Geschichte und Geographie. Andreas hat öfter seine Jobs gewechselt und macht es nun auch im Midlife: Als Biologe, der unter anderem im Journalismus, dann im Klima-, dann im Tierschutz tätig war, übernimmt er jetzt die Leitung eines Campingplatzes. Aurelia, bisher in der E-Commerce-Branche eines Beauty-Unternehmens tätig, konnte mit ihrer Arbeit in den sozialen Netzwerken immer weniger anfangen. Sie zog ein eigenes Business auf für eine Zielgruppe, deren Sprache sie besser versteht. Sie vertreibt jetzt online exklusive Brillenketten – ein Accessoire, das den Omi-haften Ruf in den vergangenen Jahren abgelegt hat und – im

Gegenteil – die Abhängigkeit von der Sehhilfe bewusst betont. Mit 47 Jahren, als Hauptverdienerin in einem Haushalt mit zwei Kindern einen gut bezahlten Job zu kündigen, hat Aurelia allerdings nicht nur viel Engagement und Erspartes, sondern außerdem viel Mut abverlangt. Und die Angst, dass es nicht klappen könnte, bleibt erst mal bestehen.

»Alles ist möglich, aber nicht alles ist wahrscheinlich«, so würde Annette Fasang die Aussichten beschreiben, in der Mitte des Lebens beruflich noch mal erfolgreich neu zu starten. Als Professorin für Mikrosoziologie an der Humboldt-Universität Berlin beschäftigt sie sich mit Biographie- und Demographieforschung. Für sie ist es eine fast logische Entwicklung im klassisch deutschen Lebenslauf, dass nach Berufseinstieg, Karriere, Partner*in, Kindern und Immobilie im Midlife noch einmal das Thema Job auf den Tisch kommt. »Da tut sich mitunter eine große Leere auf«, sagt sie. Es fehlt der Plan für die zweite Lebenshälfte. Und so macht es durchaus Sinn, sich noch mal den Bereich anzuschauen, der die meiste Zeit verschluckt – in der Regel: die Arbeit.

Was Anette Fasang außerdem beobachtet, ist, dass es seit den 1970er Jahren einen Wandel hin zu »postmateriellen Werten« gibt, die andere Ansprüche an den Beruf stellen: v. a. dass dieser nicht nur Geld bringen, sondern auch »erfüllend« sein soll. Vorreiter dieser Entwicklung sind die bereits erwähnten Kopfarbeiter*innen, die Gebildeten, die ihre Erwartungen an den Beruf zum Teil so hochgeschraubt hätten, dass sie sich nur schwer realisieren ließen.

Auf der anderen Seite gibt es viele Kreative, die sich in einem Berufsfeld, das durch befristete oder prekäre Arbeitsverträge gekennzeichnet ist, in ihren jüngeren Jahren immer daran klammern konnten, dass ihnen die Arbeit Freude und Selbstverwirklichung bescherte – die dann aber in der Mitte des Lebens solcher perspektivlosen Beschäftigungsverhältnisse müde sind und gern ein regelmäßiges Einkommen hätten. Hier ist die Sorge eher: Was passiert, wenn ich mal schwer erkranke oder ich aufgrund meines Alters nicht mehr gefragt bin? Wo gibt es mehr Sicherheit?

Agenturgründer hütet Schafe

Zur beruflichen Sinnkrise, die man sich natürlich auch erst mal leisten können muss, gesellt sich also mitunter eine echte Existenzkrise, vielleicht ausgelöst durch eine Kündigung, die es zwingend nötig macht, sich nach etwas Neuem umzuschauen. Natürlich gibt es auch die Erschöpfungskrise, den Burn-out, der ein Weiterarbeiten wie bisher unmöglich macht. Aber egal, woher der Wunsch nach einer »stimmigen« Arbeit rührt – er gewinnt im Midlife an Bedeutung. Für Katrin Brinkhoff, die als systemischer Coach viel mit Menschen zu tun hat, die sich umorientieren wollen, ist das mehr als folgerichtig. Das Bewusstsein der Begrenztheit des Lebens, das mit zunehmendem Alter zwangsläufig wächst, mache demütig. Somit sei es nur konsequent, das zu tun, wofür wirklich das Herz schlägt, wo die eigenen Stärken liegen und was man für sinnhaft erachtet. »Sinnhaft« bedeutet für die High Potentials der Arbeitswelt und all diejenigen, die sich stark mit ihrer Arbeit identifizieren und dabei teilweise selbst aufgeben, manchmal auch einfach, runterzufahren, zu entschleunigen und zu vereinfachen.

Und dann landet plötzlich ein Agenturgründer bei den Schafen auf der Weide, scheut weder Wind noch Wetter und ist in diesem bescheidenen Leben so glücklich wie nie, weil er es keinem außer seinen Schafen mehr recht machen muss. Oder die Führungskraft, die zu Hause schon lange ambitioniert Sauerteigbrot backt, setzt alles auf die Bäckerkarte und startet noch mal neu durch. Das sind jedenfalls die Bilder und Geschichten, die uns regelmäßig in Wirtschaftsmagazinen und Wochenendbeilagen von Zeitungen präsentiert werden, ohne auf den privilegierten Background und das vorhandene finanzielle Polster solcher Jobwechsler hinzuweisen. Je wesensfremder der Neuanfang, je größer der freiwillige finanzielle Sturz, desto spektakulärer die Veränderung. Endlich tun, worauf man richtig Lust hat – Geld ist zweitrangig, so die Botschaft. Höre auf deinen Bauch!

Aber es gibt auch Wechsel in komplett neue Berufsfelder, die mehr mit dem bislang ausgeübten Beruf zu tun haben, als es auf Anhieb erscheint. In unserem journalistischen Umfeld haben sich mehrere Menschen in der Mitte des Lebens dem Bestattungsgewerbe zugewandt – ausgelöst durch den Verlust von geliebten Angehörigen oder Freunden, aber auch durch Frust in ihrer journalistischen Tätigkeit. Aus Journalist*innen werden Trauerredner*innen – gerne bei alternativen Bestattungsunternehmen, die die Mitarbeit von Quereinsteiger*innen schätzen. »Es ist von der Herangehensweise nicht so ein großer Unterschied zwischen der Reportage und der Trauerrede«, hat es eine Freundin mal erklärt. »Du musst genauso recherchieren, Fakten checken und mit Leuten sprechen.« So ein Jobwechsel ist natürlich eine Überzeugungstat, aber auch eine, die eine bessere Bezahlung und mehr Sicherheit bietet als viele schlecht bezahlte Jobs im Kreativ- und Medienbereich. »Bei meinem Bestatter habe ich zum ersten Mal in meinem Leben einen Arbeitsvertrag unterzeichnet«, erzählt eine ehemalige Kollegin.

Wenn Sinnstiftung und angemessene Arbeitsbedingungen zusammenkommen, ist das natürlich ideal. Die Jobberaterin Cathy Narriman rät aber zur genauen Prüfung, ob es wirklich die Werte sind, die in einer anderen Tätigkeit zur eigenen Zufriedenheit führen. Andreas, der jahrelang bei verschiedenen NGOs mit Herzblut Überstunden für die gute Sache schrubbte und dann völlig erschöpft aufgab, hat eine Erkenntnis für sich daraus gezogen: »Das moralische Ethos war mein Antrieb, aber es hat mich nicht glücklich gemacht, im schlimmsten Fall sogar unglücklich.«

So wie bei den Trauerredner*innen, die im neuen Job ihr erlerntes journalistisches Handwerk mit einbringen konnten, gab es auch bei Andreas eine »Brücke« zum Traumjob Campingplatzbetreiber: 2015 übernahm er vorübergehend die Leitung einer Flüchtlingsunterkunft und stellte dabei fest, dass er Freude und Talent am Führen und Organisieren hat – hinzu kommt, dass er als Bulli-Fahrer privat gerne Zeit auf Campingplätzen verbringt. Weil in vielen von uns Talente und Fähigkeiten ruhen, regt Cathy Narriman ihre Kursbesucher*innen bei der Reise in die berufliche Zukunft auch immer dazu an, über Dinge – auch jenseits des Berufs – nachzudenken, die ihnen in ihrem Leben bereits gelungen sind, die ihnen Freude bereitet und sie mit Zufriedenheit erfüllt haben. Anschließend lenkt sie den Blick auf die konkreten Fähigkeiten, die zum Einsatz kamen. Daraus lässt sich ableiten, wie eine Arbeit aussehen könnte, die einen womöglich glücklicher macht als die, die man gerade ausübt.

Denn steckt man mittendrin in einem Job, der einen über die Jahre ausgelaugt hat, fällt der Blick über den eigenen Tellerrand in ein anderes Arbeitsleben schwer. Ein Freund, der in einem Planungsbüro arbeitet, berichtet, dass er eigentlich schon immer unter seiner Jobkrise leidet, aber mit Mitte vierzig nun an dem Punkt ist, dass wirklich mal etwas passieren müsste. Nur was?

Bei vielen Menschen unserer Bubble stauen sich bis in die mittleren Jahre ambivalente Gefühle in Bezug auf das Berufsleben an. Die Zeit vergeht, der Frust wächst, ebenso die Sehnsucht nach etwas anderem. Manche suchen sich dann selbst etwas Neues – manchmal einfach eine Nebentätigkeit –, andere werden gekündigt und somit gezwungen, ihr Arbeitsleben noch mal neu zu ordnen. Zwar kommt eine Kündigung gefühlt fast immer zur Unzeit, aber Cathy Narriman beobachtet auch, dass die meisten Menschen zu diesem Zeitpunkt schon ziemlich lange das Gefühl mit sich herumtragen, dass etwas nicht stimmt mit ihrer Arbeit. Dreht man es positiv, kann die Kündigung also der ultimative Schub für einen Neustart bedeuten, den man aus eigenem Antrieb nicht hinbekommt.

Freundin Aurelia hingegen kündigte aus freien Stücken. Das Problem mit ihrem E-Commerce-Job in der Beauty-Branche, den sie viele Jahre gerne gemacht hat: Sie fühlte sich mit Mitte vierzig zu alt. Alle Kolleg*innen waren jünger als sie, ihr fehlte die Motivation, neue Kommunikationsstrategien zu lernen, sie hatte keinen Spaß an Tiktok und Co., und das machte sie unglücklich, auch weil sie immer den Anspruch hatte, »on top of things« zu sein, wie sie sagt. Sie kündigte, so wie es andere mittelalte Kolleg*innen schon vor ihr getan hatten. »Die sind einfach irgendwann verschwunden«, sagt Aurelia. »In den frühen Ruhestand oder wer weiß wo hin.« Sie selbst hat sich selbstständig gemacht, weil sie glaubte, als mittelalte Frau – trotz ihrer langjährigen Erfahrungen – keine Chancen bei Bewerbungsrunden auf dem regulären Arbeitsmarkt zu haben.

»Manchmal kann man die Jobkrise auch lösen, indem man die Position wechselt«, meint Katrin Brinkhoff: Dass man zum Beispiel mehr Verantwortung übernimmt und Lust hat, zu gestalten. Es kann aber auch bedeuten, auf der Karriereleiter wieder eine Stufe hinunterzusteigen und eine Führungsrolle aufzugeben. »Das ist leider nach wie vor etwas tabuisiert, weil es gemeinhin immer als Abwertung begriffen wird, eine verantwortungsvolle Position wieder zu verlassen.« Aber es kann eben auch bedeuten, wieder näher an die Tätigkeit heranzurücken, wegen der man den Beruf ursprünglich mal erlernt hat. Unser Freund im Planungsbüro bestätigt das: »Eigentlich will ich gar nicht führen.« Allerdings sei er für die anderen Tätigkeiten als langjähriger Mitarbeiter inzwischen zu teuer, und noch weniger Geld verdienen mag er auch nicht.

Das beste Match

Es scheint viele Menschen zu geben, die in einer Branche arbeiten, die sie nach wie vor lieben, dort allerdings in einer Funktion feststecken, die inzwischen oder schon immer falsch für sie ist. Erlauben wir uns an dieser Stelle die naive Frage: Warum platzieren Unternehmen erfahrene Mitarbeiter*innen eigentlich nicht da, wo sie »blühen« können, zum Wohle des Arbeitgebers, der eigenen Zufriedenheit und am Ende via angemessener Bezahlung auch der Geldbörse – egal auf welcher Hierarchiestufe und in welcher Abteilung?

Der direkte Vergleich, die Konkurrenz am Arbeitsmarkt, sagt Cathy Narriman von Flipped Job Market, sei das eigentliche Problem: Wird eine Stelle ausgeschrieben oder neu besetzt, dann häufig mit einer Person, die sich mit wenig Geld zufrieden gibt, trotzdem super motiviert ist und bereit, sechzig Stunden in der Woche zu arbeiten. Das wäre dann ein eindeutiges Argument gegen mittelalte Mitarbeiter*innen, die als »Senior« mehr verdienen, höhere Ansprüche haben, weniger formbar und weniger devot sind als die jüngere Konkurrenz. Die besten Matchings, davon ist Cathy Narriman überzeugt, werden so aber nicht gefunden. Zensuren, Abschlüsse, Alter, Geld geben nämlich keine Auskunft darüber, ob dieser Mensch derjenige ist, der mit seinen Fähigkeiten perfekt ins Team passt. Will man den Gesetzen des Marktes in der Mitte des Lebens (und auch sonst!) entkommen, sollte man sich am besten nicht mit anderen vergleichen, sondern lieber informell agieren: an bestehende Netzwerke anknüpfen oder sie spätestens jetzt ganz gezielt aufbauen. »In einer Arbeitswelt sind wir eigentlich keine Konkurrentinnen und Konkurrenten. Wir brauchen nicht diejenigen, die eine Eins hatten, sondern diejenigen, die Lust auf eine bestimmte Tätigkeit haben und denen es gut geht dabei.«

Öffentliche Institutionen, Universitäten und Forschungsbetriebe tun sich hier in Deutschland mit der Auswahl des besten

Matches im Sinne von Cathy Narriman besonders schwer, dort zählen immer noch Alter, Titel, Veröffentlichungen und Zertifikate, vor allem wenn es um den klassischen Aufstieg auf der Karriereleiter geht. Seit Jahren bewirbt sich ein Freund, der Kurator an einem großen Museum ist, auf Professuren und Direktorenstellen an anderen Häusern – der Doktortitel fehlt, der Zug scheint hier in luftigen Höhen für ihn abgefahren, er ist zum Verharren oder zum Abstieg verdammt, obwohl er hochmotiviert ist, noch ein bisschen mehr Verantwortung zu übernehmen.

In bestimmten Branchen der freien Wirtschaft ist man da schon etwas weiter. Dort haben inzwischen auch Frauen mit Lebens- und Berufserfahrung und einem nicht hundertprozentig stringenten Lebenslauf gute Chancen, sagt zumindest die Headhunterin Jutta Ohms, die Führungskräfte in der sogenannten »Lifestyle-Branche« vermittelt. »Am aktuellen Diversitätsdiskurs kommen solche Unternehmen nicht vorbei«, was bedeutet: Die Auswahlkriterien von früher werden in Frage gestellt. Noch vor zehn Jahren hätten Unternehmen abgewunken, wenn man ihnen jemanden über 42 empfohlen hätte, erzählt sie. Aber die Personalentscheider seien inzwischen entspannter – kürzlich hat sie eine Frau mit 53 in eine Top-Position der Modebranche vermittelt.

Womit wir wieder bei unserem Anfangszitat wären: »Vieles ist möglich, nicht alles ist wahrscheinlich.« Denn die Regel sind solche Neubesetzungen noch nicht. Ein Grund dafür dürfte auch sein, dass sich bei den Bewerber*innen ganz oben auf der Karriereleiter die Selbstzweifel halten: »Der Markt ist nach wie vor sehr kompetitiv, und der totale Wettbewerb in unserer Gesellschaft hat uns geprägt. Mir begegnen ständig auch in diesen hohen Positionen Männer und Frauen, die sich fragen, ob sie wirklich gut genug sind.«

Erlauben wir uns an dieser Stelle eine weitere naive Frage: Wäre es nicht schöner und auch produktiver, wenn Erwerbstätige, egal ob High Achiever und hochambitioniert oder solche, die ihren Job einfach ordentlich machen, keinen Grund mehr für Selbstzweifel hätten, weil in der Arbeitswelt ihre Erfahrung, Routine und Branchenkenntnis geschätzt werden?

Die Akkumulation von Ungleichheiten

Vor allem ältere Frauen hätten es schwer, sagt Anette Fasang, weil ihnen anders als älteren Männern nicht Weisheit, sondern eher – man mag seinen Ohren kaum trauen – »Schusseligkeit« zugeschrieben wird. Hinzu kommt, dass so ein beruflicher Veränderungswille in Deutschland auf einen Arbeitsmarkt trifft, in dem sich die Erwerbsverläufe in der zweiten Lebenshälfte nur noch selten drehen. »In der Mitte des Lebens ist man beruflich angekommen, da tut sich nicht mehr viel.« Heißt: Wer dann noch mal umsteuert, ist auf dem bestehenden Arbeitsmarkt eher ein Exot, anders als etwa im angelsächsischen Raum, der stark von Fluktuation geprägt ist. Freund Julien formuliert es so: »Mit fünfzig kann man vielleicht noch mal über einen neuen Job nachdenken, mit sechzig nicht; da geht es schon in Richtung Rente«. Der Vater eines anderen Freundes lebt in den USA und ist inzwischen 75. Er hat erst im letzten Jahr einen neuen lukrativen Arbeitsvertrag unterschrieben, nicht weil er muss, sondern weil er will.

In Deutschland hingegen wächst auch das Einkommen überproportional bis zur Mitte des Lebens, danach werden die Sprünge kleiner, meint Anette Fasang. Kein Wunder also, dass viele Mid-Menschen, die in einer Jobkrise stecken, anstatt etwas zu ändern, einfach weitermachen. Wer aus gewachsenen Strukturen ausbricht, hat natürlich auch etwas zu verlieren; und wer neu anfängt, kann auch scheitern. Die Angst davor, sagt Anette Fasang, ist nicht unbegründet. Aber: Soziologisch betrachtet ist sie nicht bei allen gleich begründet, und das wiederum hat mit Herkunft, Bildung und frühen Aufstiegschancen zu tun. Wer früh im Leben bestimmte Vorteile genießt, sammelt tendenziell immer mehr Vorteile im Laufe seines Lebens an. Und umgekehrt sammelt, wer einen ungünstigeren Start ins Leben hatte, etwa ohne Zugang zur Bildung und ohne finanzielle Ressourcen war, in seiner Biographie eher Benachteiligung an. Dabei geht es um Geld, aber auch Indikatoren wie Lebenszeit, psychische Gesundheit, Zufriedenheit. Im Extremfall sieht das dann so aus: Ein Mensch mit geringer Bildung bekommt früh Kinder, geht befristeten Mindestlohnjobs mit Erwerbsunterbrechungen nach, erlebt vielleicht mehrere Trennungen mit Umzügen und eine Scheidung, die Geld kostet. Es sind Biographien, die höchstwahrscheinlich in einer geringen Rente münden. Umgekehrt beginnt der junge Jurist, bereits mit Ende zwanzig gut zu verdienen und ein Vermögen anzuhäufen, mit dem er dann in Aktien oder eine Immobilie investiert, während er parallel dazu noch einige berufliche Aufstiegschancen nutzen kann.

Diese »Akkumulationen von Ungleichheiten«, meint Anette Fasang, setzen sich ein Leben lang fort, so dass die Schere fortlaufend größer wird; sie erreichen aber in den mittleren Lebensjahren ein Plateau, die Ungerechtigkeit im Bildungssystem und auf dem Arbeitsmarkt wird dann besonders offensichtlich. Frauen bekommen das mehr zu spüren als Männer, weil sie nach wie vor benachteiligt sind, schlechter bezahlt werden und – sofern sie sich in die Rolle der teilzeitbeschäftigten Mutter in der Familie einfügen – unbezahlte Care-Arbeit leisten und ihre berufliche Entwicklung weniger konsequent verfolgen. Manchen fällt es erst im Midlife wie Schuppen von den Augen: ›Oha, jetzt stehe ich hier, frisch getrennt, mit meinem schlecht bezahlten Teilzeitjob und den beiden Kindern – was nun?!‹ Ein Riesenproblem, sagt Anette Fasang, sei das Ehegattensplitting, weil es Anreize schafft, die die Nachteile für Frauen noch verschärfen – nämlich einfach weniger zu arbeiten. »Das klassische Familienmodell wirkt sich negativ auf die Unabhängigkeit und Erwerbsbeteiligung von Frauen aus.«

Der Job, in dem man gut altern kann

Die Mitte des Lebens ist also beruflich betrachtet eine Art Brennglas der Gesellschaft: Unterschiedliche Karrierewege münden hier in sehr unterschiedliche Einkommen und dementsprechend auch sehr unterschiedliche Möglichkeiten, sich noch mal umzuorientieren. Das ist die schlechte Nachricht. Die gute ist: Wer sich öfter im Leben beruflich umorientiert hat, wird darin immer besser und mit der Zeit auch furchtloser. Nach mehreren Jobwechseln setzt Freund Andreas zum Beispiel auf seine Erfahrung, dass sich nach dem Aufgeben von etwas Altem immer etwas Neues aufgetan hat. Es bleibt natürlich eine Herausforderung: »Die Unsicherheit ist nicht immer angenehm«, sagt er, »aber eben auch Teil einer Freiheit, die einen öffnet für Tätigkeiten, aus denen sich vielleicht erst längerfristig ein neues Jobprofil ergibt.«

Gegen die Angst davor, loszulassen und einen ungeliebten, aber sicheren Job aufzugeben, ohne zu wissen, wo genau die Reise hingeht, verordnet Cathy Narriman folgendes Gedankenspiel: »Stell dir dich in zehn Jahren vor. Die Welt hat sich weiterentwickelt; alle sind zehn Jahre älter. Manches Gebäude gibt es nicht mehr, die Autos, die elektronischen Geräte sehen anders aus. Alles, was du kennst, hat sich verändert. Und du bist immer noch an diesem Punkt, an dem du unzufrieden bist, und du hast es nicht geändert. Und du bist auch zehn Jahre älter.« Diese Vorstellung verstärke die Angst – allerdings nicht die vor der Veränderung, sondern die vor der Stagnation.

○ Für mich war dieser Hinweis wie eine Erleuchtung. Ich male mir diese Situation jetzt immer aus, wenn ich unzufrieden bin mit den Dingen, so, wie sie laufen. Ich habe mir auch ein Szenario überlegt, wie ein perfekter Tag – inklusive Job – in meinem Leben in zehn Jahren aussehen könnte. Das habe ich in allen Einzelheiten notiert, minutiös, vom Aufstehen bis zum Ins-Bett-Gehen. Ein Tag mit mir und allen Menschen, die mir wichtig sind – alle zehn Jahre älter. Ich habe das vor etwas mehr als einem Jahr aufgeschrieben, als für mich ein befristetes Vertragsverhältnis zu Ende ging, das nicht mehr verlängert werden konnte. Ich habe seitdem nicht wirklich aktiv etwas unternommen, um diese Vision Wirklichkeit werden zu lassen, zumal ich meinen Beruf als Journalistin mit Leidenschaft betreibe und inhaltlich auch gar nicht viel verändern will. Aber im letzten Jahr hat sich beruflich trotzdem einiges für mich umstrukturiert. Manches ist geblieben, aber es sind auch viele neue Auftraggeber*innen dazugekommen. Vieles hat sich tatsächlich ergeben wie aus dem Nichts. Das letzte Jahr hat sich mitnichten immer gut angefühlt, manchmal erschien mir alles viel zu viel, manchmal hing ich in einer Warteschleife und hatte das Gefühl, nicht von der Stelle zu kommen. Vorübergehend hatte ich auch große Zweifel, aber das Feld lichtet sich gerade. Und irgendwie sieht es sogar so aus, als käme ich meiner Vision ein bisschen näher, was wirklich verrückt wäre. Meine Psychologin hat mir mal gesagt: »Es ist gut, einen Job zu haben, in dem man gut altern kann.« Mit diesem Rat habe ich auch Cathy Narriman konfrontiert, die es so formulierte: »Es ist gut, einen Job zu haben, der wächst und in dem man selber mitwachsen kann, weil man sich verändert und dazulernt.«

Ich glaube, letztendlich meinen beide Sentenzen dasselbe. Meine Therapeutin hatte ganz sicher nicht den krisenfesten Bürojob vor Augen, in dem man sicher bis zur Rente verstaubt. Aber ich habe die Erfahrung gemacht, dass auch in starr wirkenden Strukturen mehr Bewegungsspielraum steckt, als man denkt. Gut alt werden zu können in einem Beruf, heißt für mich auch immer, selbst zu eruieren, ob das, was mich gestern interessierte, es auch heute noch tut. Zu überlegen, wo ich mich gerne einbringen möchte, und auch das einzufordern, was ich gerne vorfinden möchte. Ich denke, ein Job, mit dem man gut alt werden kann, ist einer, der einem gut tut, in welcher Hinsicht auch immer – auch das kann sich schließlich verändern. ○

Kind oder Katze

What's up in the nest?

»Eines steht fest, für mich bricht das Midlife erst so richtig an, wenn ich alleine in diesem Haus bin. Das ist für mich das krasseste Wechseljahrsymptom. Ich fand alles nicht so schlimm, weder das Älterwerden und die Falten, noch, dass die Monatsblutung ausbleibt. Alles easy, dachte ich, solange ich noch zehn Kilometer joggen kann. Aber wenn ich mich in diesem Haus alleine wiederfinde, dann muss ich mich neu aufstellen. Das wird für mich ein Wechseljahr.« Friederike, alleinerziehende Mutter zweier Kinder, geriet in eine veritable Krise. Der ältere Sohn war schon ausgezogen, mit der siebzehnjährigen Tochter hatte sie ein inniges Verhältnis, bis bei ihr mit der Corona-Pandemie ein heftiger Abnabelungsprozess einsetzte und die beiden entzweite – zumindest vorübergehend: Anders als die Mutter hatte die Tochter für die verordneten Maßnahmen während der Pandemie überhaupt kein Verständnis. »Sie wurde so verschlossen und so hart, da war eine ganz andere Temperatur im Haus; ihr Blick war vergiftet, wir sprachen wochenlang nicht miteinander, es war schwer, zu ertragen.«

Friederikes Tochter wollte nur noch ausziehen. Die Mutter, die immer stolz auf die Autonomie der Kinder gewesen war, wurde von ihr gänzlich unbekannten Gefühlen überrascht: »Ganz krasse Ängste, dass ich mein Kind verliere. Liebeskummer ist nichts im Vergleich dazu. Es war eine körperliche Verlustangst, ich habe mehrere Nächte geheult.« Friederike spürte, dass eine Zeit zu Ende ging – das Haus, in dem 26 Jahre lang Familienchaos und Trubel herrschten, würde sich leeren und still werden. So schnell ging es dann doch nicht – die Wogen glätteten sich, die Tochter zog nicht aus. »Aber die Verlustangst, die habe ich jetzt schon einmal durch.«

Andreas wiederum hat seine Trauer erst als solche erkannt, als sie schon fast wieder vorbei und die Tochter bereits seit über einem halben Jahr ausgezogen war. Eigentlich hatte er immer gedacht, dass er nach dem Schulabschluss der Tochter ganz viel reisen würde, die freie Zeit genießen, aber richtig vorgenommen hatte er sich das nicht. Und auch die Tochter wusste nach dem Abitur noch gar nicht so genau, wie es weitergehen sollte. Sie blieb zunächst einfach zu Hause. Die Situation hatte etwas sehr Unentschiedenes für die Tochter und auch den Vater, der zu diesem Zeitpunkt schon lange getrennt von der Mutter lebte. Als die Tochter schließlich als Aupair nach Schweden aufbrach, war Andreas erst mal zu gar nichts zu gebrauchen. »Im Nachhinein betrachtet war ich in dem Jahr nach ihrem Abitur wirklich schlecht drauf, fast depressiv.« Den Pass zu verlängern, Voraussetzung für eine längere Reise, wurde zu einer unzumutbaren Kraftanstrengung. Er verkrachte sich mit Freunden und stellte fest, dass die Pläne, mit denen er die neue Freiheit nach dem Auszug der Tochter eigentlich füllen wollte, wohl doch nicht so geeignet waren, die emotionale Leerstelle zu füllen. Bei Andreas schloss sich die Lücke schneller als erwartet. Etwa ein Jahr nach dem Auszug der Tochter wurde seine neue Lebensgefährtin schwanger. Das leere Nest sollte sich wieder füllen. Erst mit dieser Aussicht kehrte auch Andreas' Lust aufs Reisen zurück. Reisen, die er dann nicht mehr allein, sondern gemeinsam mit seiner Freundin und der zweiten Tochter unternehmen sollte.

Den Eltern versetzt der Auszug einen Stich, auch wenn sie wissen, dass er den Kindern einen Schub gibt. »Eigentlich bin ich total stolz auf sie, aber das erste Wochenende habe ich wirklich durchgeheult, als ob ich gerade verlassen worden wäre«, sagt Mascha, deren 19-jährige Tochter noch vor dem Abitur völlig unerwartet ihre Koffer packte. Mascha griff als erste Maßnahme zur Verarbeitung zum Pinsel und gestaltete das Kinderzimmer neu. »Es war heartbreaking, zumal ich nie eine Erwachsene ohne Kind war. Ich habe meine Tochter mit 22 bekommen, die anderen Eltern um mich herum, deren Kinder ausziehen, sind alle zehn, zwanzig Jahre älter als ich. Das lässt mich tatsächlich zum ersten Mal auch älter fühlen, als ich eigentlich bin. Und gleichzeitig denke ich: Jetzt gehe ich jeden Abend tanzen.«

Empty Nest Syndrom

So wie Friederike, Andreas und Mascha geht es vielen Müttern und Vätern, wenn das letzte oder einzige Kind auszieht. Es fallen in den Erzählungen dann häufig Vergleiche mit Liebeskummer. Es zieht und zwickt im Herzen. Die US-amerikanische Pharmaindustrie hat in den 1970er Jahren dafür einen Begriff erfunden, das »Empty Nest Syndrom«. Natürlich verfolgte sie damals ihre eigene Agenda und hatte eine bestimmte Zielgruppe vor Augen: Dieses »Syndrom« konnte man nämlich mit Psychopharmaka und Antidepressiva behandeln, Valium zum Beispiel, seit den 1960er Jahren auf dem Markt und durch den gleichnamigen Stones-Song als »Mother's little helper« bekannt. Übrigens zählten damals Frauen in den Wechseljahren zu den Hauptkonsumentinnen von Valium – auf dem Beipackzettel fanden sich Indikationen wie »Klimakterische Beschwerden« oder »Vegetative Dystonie«.

Heute würde man natürlich nicht mehr zu einem Tranquilizer gegen das Empty-Nest-Syndrom greifen und Stephanie schon gar nicht. Aber auch sie wurde von der plötzlichen Nestflucht ihrer neunzehnjährigen Tochter überrumpelt. Die wollte gerade ihre Ausbildung beginnen, als sie unerwartet schwanger wurde. Stephanies Nest leerte sich, woraufhin sich das ihrer Tochter bald darauf mit dem eigenen Nachwuchs füllte. Und genau das war das Problem: »Es war eine sehr schmerzhafte Verlustangst, verbunden mit einem Versagensgefühl: Ich habe etwas nicht hingekriegt.« Schon der ältere Sohn hatte sich beruflich zunächst ganz anders entschieden, als die Eltern es sich gewünscht hätten. Dass jetzt auch noch die Tochter ausscherte, indem sie als Frau ohne Berufsausbildung, finanziell völlig abhängig, eine Familie gründete, das empfand Stephanie als Zurückweisung des eigenen Lebensentwurfs, mehr noch: Sie hatte das Gefühl, dass sie ihre Tochter verliert, weil diese im Begriff war, ihr eigenes, ganz anderes Leben zu führen. »Das war der größte Schmerz.« Auf das akute Drama der plötzlichen Nestflucht der Tochter mit großen Emotionen und existenziellen Sorgen folgte auch bei ihr die Beruhigung. Inzwischen ist Stephanie stolze Großmutter mit Enkelkind auf dem Arm.

Was die ausziehenden Kinder betrifft, stellen sich viele Eltern die Frage: Habe ich alles richtig gemacht? Sind wir unserer Aufgabe gerecht geworden? Und haben wir als Familie genug Zeit miteinander verbracht? Zumal der Moment des Auszugs ja mitunter harten und konfliktreichen Jahren der Pubertät folgt. Die andere Seite des Empty-Nest-Phänomens hat mit dem eigenen Lebensentwurf zu tun und der Frage: Was bleibt von mir jenseits der Mutter- oder Vaterrolle? Habe ich mich in den vergangenen Jahren einzig und allein in den Dienst der Aufzucht gestellt? Schließlich trifft der Begriff »Empty Nest« ja nur bedingt ins Schwarze: Vogeleltern entlassen ihren Nachwuchs in die Freiheit, um ein Jahr später einfach wieder neue Eier zu legen. Die menschlichen Weibchen hingegen sind, wenn der Nachwuchs mal ausgezogen ist, meist in einem Alter, in dem es keine Eier mehr gibt. Das war's. Von nun an sitzen sich Männchen und Weibchen (gelegentlich auch zwei Männchen oder zwei Weibchen) im Nest auf der Pelle – falls sie überhaupt noch zusammen sind. Für Paare folgt nun eine kritische Phase, in der sich zeigt, ob man noch funktioniert als Duo – nach dem Auszug des letzten Kindes, so konnte eine Studie der Universität Heidelberg nachweisen, erhöht sich auch in stabilen Langzeitbeziehungen das

Risiko für eine Trennung. Alleinstehende wiederum stellen sich die Frage, ob sie das Nest noch mal mit anderen oder etwas anderem füllen oder es vielleicht sogar selbst verlassen. Friederike jedenfalls denkt über Formen des gemeinschaftlichen Lebens nach.

»Wolltet ihr nie Kinder?!«

Vorausgesetzt, es gibt Kinder, ist das Sie-Gehen-Lassen ein Thema in der Mitte des Lebens – sie vorher großzuziehen, ist ein anderes. Für diejenigen, die ihre Kinder in den Dreißigern geboren haben, fallen sowohl Einschulung als auch Auszug in die Midlife-Jahre. Eltern jenseits der vierzig haben mitunter auch jenseits der fünfzig noch mit Kitaeingewöhnung, Hortverträgen und Schulabschlüssen zu tun. Und selbst diejenigen, die keine Kinder bekommen, ob gewollt oder ungewollt, werden mit der Kinderfrage konfrontiert: Weil Freunde und Verwandte ständig wissen wollen, wie es denn mit dem Kinderkriegen nun aussieht. Und je näher der Zeitpunkt kommt, an dem sich für Frauen das Zeitfenster schließt, desto drängender scheint sie diese Frage umzutreiben. Spätestens im Alter von 42 Jahren, am statistischen Mittelpunkt ihres Lebens, sollten die Weichen gestellt sein. Denn ab 35, so steht es überall geschrieben, und so hört man es ab einem gewissen Alter auch regelmäßig von der Frauenärzt*in, beginnt die Abnahme der Eizellqualität, ab vierzig sinkt sie rasant. Stichwort »biologische Uhr«, die angeblich tickt.

Es gibt Paare unter unseren Bekannten, die gerne Kinder haben wollten, sich aber irgendwann relativ undramatisch von dem Gedanken verabschiedeten, nachdem sie feststellten, dass es ohne medizinische Unterstützung nicht klappen würde. Andere leiden nach wie vor unter wiederholten Fehlgeburten. Andere hingegen versuchten es mit Hormonen – manche mit Glück, manche ohne.

»Jeden Monat diese Hoffnung, gefolgt von der Enttäuschung, wenn die Periode dann doch wieder einsetzte«, beschreibt ein Freund die zermürbende Zeit des unerfüllten Kinderwunsches. Und auch Maria, die selbst niemals Kinder wollte, erinnert sich an die Dramen im Freundeskreis: »Es war herzzerreißend, zu beobachten, und es endete dann irgendwann in Resignation, aber es blieb immer eine gewisse Traurigkeit.«

Midlife und Kinder

Durchschnittsalter der Mutter beim ersten Kind:	30,5 Jahre
Durchschnittalter des Vaters beim ersten Kind:	34,7 Jahre
Mütter von Neugeborenen im Alter 40+	3 %
Väter von Neugeborenen im Alter 40+	12 %
Kinderlose Frauen	21 %
Kinderlose Männer	26 %
Kinderwunsch bei Frauen zwischen 45 und 50	7 %
Kinderwunsch bei Männern zwischen 45 und 50	18 %

Quellen: Statistisches Bundesamt, Bundesministerium für Familien, Senioren, Frauen und Jugend, DELTA-Institut

Eine andere Freundin hingegen hatte mit Mitte dreißig bereits ein Kind auf die Welt gebracht, konnte ihren Partner aber nicht von einem zweiten überzeugen. Beinahe wäre die Beziehung daran zerbrochen. Ungefähr zehn Jahre später, als sie die statistische Lebensmitte bereits überschritten hatte, wurden sie sich doch noch einig. Sie wurde prompt schwanger, gebar ein gesundes zweites Kind und ist nun die »alte Mutter«, als die die Medizin solche Ausnahmefälle gern charakterisiert.

Männer-Phänomen Zweitnest

Dass Männer auch jenseits der fünfzig fröhlich weiter Kinder zeugen können, ist in dieser Hinsicht eine Ungerechtigkeit der Natur. Zumal die späte Vaterschaft gesellschaftlich auch viel mehr akzeptiert ist als die späte Mutterschaft. Gianna Nannini musste sich anhören, sie wolle die Verkaufszahlen ihrer CDs steigern, als sie sich 54-jährig mit Schwangeren-Bauch auf ihrem Album abbilden ließ. Ein Mann hingegen kann sich mit dem Vaterwerden Zeit lassen, mitunter auch noch mal die Reset-Taste drücken und ein neues Nest bauen mit einer Frau im gebärfähigen Alter.

Andreas, der mit einer Exfreundin im Wechselmodell schon eine Tochter großgezogen hatte, verliebte sich und hat nun mit Mitte fünfzig erneut zwei kleine Kinder zu Hause. »Ich habe mir das immer gewünscht, noch mal Kinder zu bekommen. Schon mit dreißig fand ich, dass die Zeit mit kleinen Kindern mit das Beste ist, was es gibt im Leben.« Mit seiner späten Vaterschaft liegt Andreas im Trend. Denn auch das Durchschnittsalter von Vätern in Deutschland steigt. Sechs Prozent aller Erstväter sind 45 Jahre und älter. Väter, die schon vorher Kinder hatten, kommen noch dazu. Andreas kennt beide Seiten dieser Statistik. Als er mit dreißig Vater wurde, war er ein verhältnismäßig junger Vater, nun ist er ein verhältnismäßig alter Vater. Was ist heute anders? »Am Anfang war ich ein bisschen angstfreier im Vergleich zu meiner Partnerin, die ja das erste Mal ein Kind bekam. Ich hatte eben die Erfahrung schon gemacht, dass man da in seine Rolle reinwächst.« Andreas gibt aber auch zu, dass er mit dem Nachwuchs gelegentlich an seine Grenzen stößt: Er ist nervlich nicht mehr so belastbar, der Rücken schmerzt, und insgesamt hat er auch weniger Energie als vor zwanzig Jahren. »Dann wachst du manchmal auf nach einer schlaflosen Nacht und fragst dich: Hab ich wirklich noch zwei Kinder bekommen in meinem Alter? Das ist doch total irre. Wie soll ich das schaffen? Aber dann stehst du auf und machst es halt.«

Das Zweitnest mit einem alten Vater, der dem ersten womöglich Hals über Kopf entfloh, um die alte, ältere Partnerin gegen eine sehr viel jüngere einzutauschen, ist übrigens eines der großen Klischees der Heterowelt. Erstens gehen die Trennungen in Wahrheit meistens von den Frauen aus (s. Kapitel »Mittendrin am Ende«). Zweitens vergehen meistens ein paar Jahre nach einer Trennung, bevor eine neue Beziehung eingegangen wird. Drittens stellen Beziehungsmodelle, bei denen es einen deutlichen Altersunterschied der Partner*innen gibt, laut Statistischem Bundesamt immer noch die Ausnahme dar: Bei sechs Prozent der verheirateten Paaren ist der Partner oder die Partnerin mehr als zehn Jahre älter, bei Lebensgemeinschaften ist das bei acht Prozent der Fall. Zwar ist in diesen Beziehungen tatsächlich sehr viel häufiger der Mann älter als die Frau, aber die Statistiken lassen keine Schlüsse darauf zu, dass diesen Beziehungen immer eine Trennung von einer älteren Partnerin vorausging. Statistisch lässt sich so ein Austausch also nicht als Regel nachweisen. Und was es bei diesem, erst mal nicht besonders emanzipatorisch klingenden Modell ebenfalls zu bedenken gilt, ist, dass es dafür nicht nur den willigen alten Mann, sondern auch die willige junge Frau braucht.

Die Erziehungswissenschaftlerin Barbara Thiessen erwähnt in diesem Zusammenhang die unzähligen Rollenzuweisungen und Hierarchien, die an unsere romantischen Ideale von Liebe und Kleinfamilie geknüpft sind und damit an gegensätzliche Vorstellungen von Geschlechtern. Dazu gehört auch die Zuschreibung des Mannes als rational und beschützend und die der Frau als emotional und schutzbedürftig. Hört sich an wie aus der Zeit gefallen, aber ist in vielen Köpfen noch verhaftet und erfüllt sich äußerlich eben auch in einem großen Altersunterschied. Es gilt also, solche Denkmuster zu reflektieren, wenn wir vorhandene patriarchale Strukturen überwinden wollen. Andererseits können bei diesen Konstellationen Rollenmodelle gerade hinterfragt werden.

Dass ein älterer Mann potenziell mehr Geld und mehr Ressourcen als ein jüngerer Mann hat, könnte für die Familie auch von Vorteil sein, so der Vaterforscher Andreas Eickhorst: »Vielleicht hat er auch schon Erfahrungen mit der Vaterschaft gemacht. Und hat in der Regel Zeit, weil die wenigsten sich jenseits der fünfzig für eine Vaterschaft entscheiden, wenn sie nie zuhause sind.« Laut Barbara Thiessen führt das mitunter dazu, dass ältere Männer auch mal ihren Frauen das berufliche Feld überlassen und mehr in die Care-Arbeit einsteigen.

Im Midlife-Nest ist also einiges los, und es ist nicht so, dass es sich nur leeren würde: Kinder gehen, Enkel kommen, alte Väter bekommen jenseits der fünfzig noch mal neuen Nachwuchs, ältere Frauen werden spät noch einmal schwanger, andere werden es nie, und wenn Hund oder Katze Einzug halten, wird sofort das Klischee aufgerufen, es handele sich um einen Kind-Ersatz. »So ein Quatsch!«, sagt dazu unsere Freundin Franziska, die sich schon seit ihrem zehnten Lebensjahr immer einen Hund gewünscht hatte und sich diesen Traum mit ihrem Mann endlich erfüllte, als sie schon über fünfzig war. Die beiden hätten auch nichts dagegen gehabt, Kinder zu bekommen – dass sich das nicht ergeben hat, war für sie aber auch keine Katastrophe und definitiv nicht der Grund für die Anschaffung des Hundes. »Wir können schon noch unterscheiden zwischen Tier und Mensch, auch wenn die emotionale Bindung zum Hund überraschend tief geht und der Welpe sogar eine Hundekita besucht.«

Die Uhr, die weitertickt

Wenn diese Unterstellung eines zeigt, dann, dass die Familiengründung und die Kinderaufzucht nach wie vor als Nonplusultra gelten. Wer kinderlos ist und es auch bleiben will, muss es spätestens im Midlife begründen können – umgekehrt gilt das nicht. »Aha, ihr seid ein Paar – wolltet ihr denn nie Kinder?!«, ist etwa eine typische Frage an lesbische Frauen. Der Freund, der mit seiner Frau lange

Zeit unfreiwillig kinderlos war, bekam immer zu hören, ob denn kein Nachwuchs geplant sei, und war überhaupt nicht amused. »Als wir dann endlich eines hatten, kam die Frage: Wollt ihr kein zweites Kind?!« Die kinderlose Freundin, bei der es sich einfach nicht ergeben hat, ist wohl deshalb auch über eine Folge der Menopause richtig froh: »Man wird endlich nicht mehr als potenzielle Mutter angeschaut. Und dann ist auch mal gut.«

Dabei macht das Mutterideal in Deutschland noch nicht mal wirklich Lust aufs Kinderkriegen. »Das ist die aufopferungsvolle, hingebungsvolle, immer präsente Mutter, die gleichzeitig eine Wahnsinns-Karriere macht, eine tolle Liebhaberin ist und auch super aussieht dabei«, sagt Antonia Baum, die in ihrem Buch »Stillleben« sehr anschaulich die Unmöglichkeit des Mutterseins in diesem Land beschrieben hat. Alleine die Diskussionen um Stillen, Stilldauer, Schlaftipps, Impfungen, Berufseinstieg oder -ausstieg, Ernährung, Kinderbetreuung usw. verdeutlichen: Sind die Kinder einmal da, wird das Leben zur permanenten Rechtfertigung. Vollzeitmütter müssen sich Fragen gefallen lassen wie: Was fangen Sie eigentlich mit Ihrer Zeit an? Berufstätige Mütter müssen ständig unter Beweis stellen, dass sie ihren Job trotz Kindern gut machen und ihre Kinder trotz Job unter besten Bedingungen aufwachsen.

Antonia Baum beschreibt die Mutterschaft als eine Art Identitätskrise, mit der für Mütter in Deutschland, einem Land der »Spätgebärenden«, oft auch gleich die Mitte des Lebens eingeläutet wird. Die Krise, sagt sie, rühre daher, dass einer Frau erst lange erzählt wurde, dass sie alles sein und werden kann und sie bei der Geburt des Kindes dann aber auf einmal auf ziemlich brachiale Weise erfährt, dass diese Geschichte ein Märchen ist. Damit müssen Frauen erst mal klarkommen. Das braucht Zeit. Und was zu dieser womöglich ersten Krise im Midlife oft noch hinzukommt, ist, dass mit der Geburt eines Kindes, mit der die biologische Uhr erfolgreich zum Schweigen gebracht wurde, oft eine neue Uhr zu ticken beginnt.

Denn ab jetzt schließen sich für den Nachwuchs permanent die optimalen Zeitfenster zum Erlernen bestimmter Fähigkeiten: »Es geht darum, Kindern optimale Startbedingungen zu geben in einer Welt, die immer komplexer wird« – so beschreibt Jette Jax, Leiterin einer Eltern-und-Kind-Klinik, den Stress, den sich ihre Patient*innen machen, um den Nachwuchs bestmöglich zu fördern. Neben vielen Müttern nutzen inzwischen auch einige Väter das Angebot einer Kur, um sich in der Klinik von der Erschöpfung dieser Arbeit zu erholen. Die Erwartungen, mit denen sich Eltern heute unter Druck setzten, seien enorm: »Früher liefen die Kinder oft mit, und man vertraute darauf, dass aus ihnen schon etwas wird. Vielleicht hat man da auch Dinge besser tolerieren können.«

Heute wird die gelungene Elternschaft hingegen an den Erfolgen und dem Wohlbefinden der Kinder gemessen, wobei das eine gelegentlich auch im Widerspruch zum anderen steht, meint die Soziologin und Genderforscherin Paula-Irene Villa Braslavsky. Sie unterscheidet den Idealtyp »traditionelle Vollzeitmutter«, die sich ganz in den Dienst der Kinder, aber auch des Mannes stellt, vom Idealtyp »selbstbewusste berufstätige Mutter«, die in ihre Kinder auch als Humankapital investiert. Beiden Modellen liegt ein Konstrukt vom »Muttersein« zugrunde, das ebenfalls nicht einmal zweihundert Jahre alt ist. Erst mit der Moderne wurden Fürsorge, Einfühlung, Kommunikation als typisch mütterliche Qualitäten definiert und Menschen mit Gebärmutter als »natürliche Eigenschaften« zugeschrieben.

Im damaligen gesellschaftlichen Kontext hatte das durchaus eine eigene Logik. »Es kam aber auch einer Erpressung gleich«, meint die Journalistin und Buchautorin Sarah Diehl (»Die Uhr, die nicht tickt«): Das Private wurde zu etwas Weiblichem gemacht, während der Mann das gesamte öffentliche Leben bespielen konnte. Die Frau kümmert sich um Ehemann, Kinder und die Alten, der Mann stellt seine Kapazitäten voll und ganz dem Arbeitgeber zur Verfügung. Längst erodiert dieses Modell, aber im Kern hält es sich noch, was mitunter auch im Nest zu viel Unruhe führen kann, wenn Eltern die vorgeschriebenen Rollen einfach nicht erfüllen (wollen). ○ Wenn ich die Zeit zurückdrehen könnte, würde ich dann noch einmal Mutter werden mit dem Wissen, das ich heute habe? Diese Frage habe ich, Mutter von zwei Kindern, mir nie gestellt – ich würde sie aber mit Ja beantworten. Allerdings mit dem Einschub: Ich würde vieles anders machen. Und ich kann auch verstehen, wenn die Antwort auf diese Frage bei manchen Müttern Nein lautet. Wie bei den 23 Frauen, die die israelische Soziologin Orna Donath interviewt hat. Unter dem Titel »Regretting Motherhood« veröffentlichte sie 2015 eine Studie und erntete nicht nur positive Reaktionen. Hier bekannten sich Frauen dazu, dass die Mutterrolle sie unglücklich macht und dass sie den Schritt, ein Kind bekommen zu haben, zutiefst bereuen – es war ein Tabubruch. Dass man Mutterschaft bereuen, Kinder aber trotzdem lieben kann, ging in der Debatte oft unter. So kommentierte Margarete Stokowski die erregte Diskussion höchst treffend: »Reue ist keine Einladung zu einer ›emotionalen Freakshow‹, sondern ›eine Art Alarmglocke‹ für die Gesellschaft, ihre Anforderungen an Frauen und Mütter zu ändern, weil sich in Überforderung und Fluchtphantasien natürlich auch Erwartungen des Umfelds spiegeln.« ○

Die Aufregung rund um #regrettingmotherhood hat sich inzwischen gelegt – andere Hashtags zum #mentalload etwa machen inzwischen die Runde (hier geht es um die ganze ungesehene Organisations- und Denkarbeit für den Nachwuchs, die häufig Frauen leisten). Das Bedauern ist damit aber nicht vom Tisch. Im Gegenteil, es ist eine Praxis, die im Midlife in vielerlei Hinsicht von Bedeutung ist, weil man hier in einem Alter ist, in dem man schon mal zurückschaut, darauf, welche Weichen man falsch gestellt hat und warum. Vielleicht versucht man auch, einige Entscheidungen rückgängig zu machen oder wenigstens zu korrigieren, wenn das denn geht.

Cancel Menopause

Was retrospektiv nicht zu ändern ist, ist allerdings der Zeitpunkt, zu dem Frauen in die Menopause kommen und keine eigenen Kinder mehr bekommen können. Diese Entscheidung fällt die Natur für uns. Oder nicht? Es gibt inzwischen ein paar Forscher*innen, die sich damit aus unterschiedlichen Gründen nicht abfinden wollen. Weil die Menopause eine Menge gesundheitliche Risiken für Frauen mit sich bringen kann – darunter Herz-Kreislauf-Probleme, Schlaganfall, Demenz oder Osteoporose – aber auch, weil sie die Menopause als eine Ungerechtigkeit der Natur betrachten. Sie finden es regelrecht unfair, dass in einer Gesellschaft, in der der Karriereweg von Frauen eh schon viel steiniger ist als der von Männern, Frauen zu einem Zeitpunkt, wo ihre Karriere einen Höhepunkt erreichen könnte, entweder aussetzen müssen, um Mutter zu werden, oder das Risiko eingehen, gar keine Mutter mehr zu werden – nur um dann, wenn sie endlich eine Führungsposition innehaben, mit der Menopause gestraft zu werden.

Muss das so sein?, fragt sich Jennifer Garrison, Professorin am Buck Institute in Kalifornien, einer stiftungsfinanzierten Institution, die 1999 zu der Erforschung des Alterns gegründet wurde. Garrison will nicht nur verstehen, warum die Eierstöcke dreimal so schnell altern wie der Rest des Körpers, sie forscht zu Mitteln und Wegen, den Alterungsprozess und somit die Menopause hinauszuzögern und langfristig auch ganz auszusetzen. »Cancel the menopause«, so lautet ihr radikales Credo. Warum, fragt sie, brauchen wir sie überhaupt, angesichts der Tatsache, dass die meisten anderen Tierarten – Orcas und Narwale ausgenommen – sehr gut ohne sie klarkommen und bis zum Tod ihren Zyklus haben? Sie und ihr Forscher*innenteam experimentieren unter anderem mit dem Medikament Rapamycin, das normalerweise nach Organtransplantationen und in der Krebstherapie eingesetzt wird, inzwischen aber auch als vielversprechendes Anti-Aging-Medikament gilt. Andere Untersuchungen setzen bei den Umwelteinflüssen an. Es gibt auch Forscher*innen, die mit künstlichen Anti-Müller-Hormonen versuchen, das Altern der Eizellen hinauszuzögern. Die Frage ist natürlich – wie immer in der Forschung –, ob etwas dabei herauskommt, das das Altern der Eierstöcke und damit auch die Menopause tatsächlich verschiebt. Und wenn ja, ob es dafür dann genügend Interessentinnen gibt?

○ Die Reaktionen der Fachwelt auf diese Vorstöße sind zögerlich. Die Argumente lauten, dass es für die Menopause biologisch schon Gründe gibt, dass die Natur das schon gut eingerichtet hätte (die erwähnten Orcas zum Beispiel übernehmen nach der Menopause wichtige Aufgaben zur Sicherung des Rudels!). Ich bin allerdings immer etwas skeptisch, was Begründungen mit der Natur angeht. Hier und da erscheinen sie mir gerade angesichts der vielen Segen der medizinischen Forschung ein wenig zu kurz zu greifen. Ich ganz persönlich hätte Interesse an einer Abschaffung oder zumindest der Aufschiebung der Menopause. Ich kann damit leben, dass ich irgendwann meine Tage nicht mehr kriege, aber ich finde die Menopause und ihre Nebenwirkungen unnötig. Ich finde es auch ärgerlich, dass ich mich schon in den frühen Vierzigern entscheiden muss, ob ich noch ein Kind haben möchte. Und es macht mich traurig, dass sich dieses Zeitfenster für mich schließt, weil ich mich ehrlich gesagt, genau wie es auch viele alte Väter von sich behaupten, mit dem Alter als erfahrener und gelassener wahrnehme, was das Großziehen von Kindern angeht. Ich hätte gerne mehr Spielraum, um zu entscheiden, ob und wann ich das Nest noch mal erweitere. Aber für mich werden die Ergebnisse der Forschungen von Garrison und Co. wohl zu spät kommen – ich bin dann Teil das Camps #regrettingmenopause. ○

»Ich erinnere mich auch, dass es eine Traurigkeit gab, als klar war, dass sich das Zeitfenster schließt, wie immer, wenn ein Lebensabschnitt zu Ende geht«, sagte uns Andrea, die froh ist, ein Kind zu haben. Und auch Anne, die aufgrund einer schon mit Ende dreißig einsetzenden Menopause keine Kinder bekommen konnte, hatte mit Ende vierzig einen großen Wehmutsschub, weil sie nie erfahren wird, wie ihre Kinder aussehen würden, und gerne noch etwas daran geändert hätte: »Man kann das nicht verdrängen, und es tat gut, mit einer erfahrenen älteren Ärztin zu sprechen, die auch die frühzeitige Menopause hatte. Seitdem kommt es mir nicht mehr so labelhaft vor. Ich kann mich besser behaupten, wenn ich gefragt werde, warum ich keine Kinder habe.«

Hund und Hausschwein ziehen ein

Kurz vor der Menopause fängt die Uhr also noch mal laut zu ticken an, und zwar sowohl bei Frauen mit Kindern als auch bei solchen ohne und selbst bei manchen, die nie übers Kinderkriegen nachgedacht haben. Von einem echten Kinderwunsch, das geben die Statistiken her, sprechen aber in dieser Lebensphase nur noch sieben Prozent der Frauen, im Vergleich zu 18 Prozent der Männer.
● Ich gehöre zu den 93 Prozent der Frauen über vierzig, bei denen ein »echter Kinderwunsch« nicht vorliegt. Ich habe auch keine Kinder. Aber ich mag sie, ich bin gerne mit ihnen zusammen, vor allen Dingen bin ich gerne ihr Kumpel, der sie ernst nimmt, zum Lachen bringt oder auch fordert, ohne etwas von ihnen zu erwarten. Kinder sind cool, aber Fotos von verschmierten Babymündchen haben mich noch nie verzückt. Und solange Gleichaltrige um mich herum Babys gebaren, dachte ich: Irgendein Signal wird mir mein Körper schon senden, wenn ich es auch tun soll – was nicht geschah. Etwas aber hat sich in den letzten Jahren verändert: Bei all diesen emotionalen Ereignissen, von denen Freundinnen und Freunde berichten, besonders jetzt, wo viele Kinder auch schon wieder aus dem Gröbsten raus sind und die Erwachsenen beginnen, Resümee zu ziehen, meldet sich manchmal eine Stimme in mir und

fragt: Hättest du vielleicht doch …? Ob es das Alleinsein ist oder das Nachdenken übers Älterwerden oder das Gefühl, dass einem ein paar junge Menschen wirklich ans Herz gewachsen sind und man gierig einfach gerne noch mehr von diesem intensiven Gefühl hätte? Wahrscheinlich kommt alles zusammen plus die bevorstehende Menopause, die einem dann endgültig biologisch ein Schnippchen schlägt und meldet: Das war's mit der Fruchtbarkeit – würdest du jetzt wollen, Darling, wäre es leider zu spät!

Ungefähr zeitgleich mit dem leisen Ticken, das auch bald wieder verstummte, fing ich erstmals an, darüber nachzudenken, mir eine Katze anzuschaffen. Bei Freunden war eine Britisch-Kurzhaar-Katze eingezogen, die ich nun aufwachsen sah – sehr hübsch, dabei aber treu wie ein Hund. Auch zu Hunden ist meine Zuneigung gewachsen. Eingezogen bei mir ist hingegen eine junge Frau, die meine Tochter sein könnte, eine Zeit lang vehement dafür warb, dass ein kleines Hausschwein mit uns lebt, und wenn sich keine bessere Alternative bieten würde, wohl auch ihr Kind mit mir aufziehen würde. ●

○ Bei uns war es neben dem großartigen Au-pair-Mädchen Hwisue meine Freundin Anne, die zum wichtigen Vogel in unserem Nest wurde. Wöchentlich kam sie in den ersten zwei Jahren nach der Geburt meiner Tochter vorbei und verbrachte einen Nachmittag mit ihr, fuhr sie im Kinderwagen durch die Stadt oder nahm sie mit ins Atelier. Später begleitete sie uns regelmäßig in die Ferien. Nach der Einschulung bastelte sie Brückenmodelle mit ihr und Eierkarton-Tiere für den Unterricht. Sie nahm sie mit selbstgemalten Plakaten mit zu Fridays-for-Future-Demonstrationen. Die beiden gingen auf Geistersuche und in Ausstellungen. Anne hat auch über ihre Arbeit am Theater viel mit den Kindern von anderen Menschen zu tun. Das sind Verbindungen, die ihr wichtig sind, weil sie selbst keine Kinder hat. »Ich treffe neuerdings aber auch viele Frauen ohne Kinder und tue mich mit Leuten zusammen, die mit Papageien leben und die viel Energie in ihre Arbeit und in die Leidenschaften stecken«, sagte sie uns. ○

Da wären sie wieder, die Tiere, die das Nest mitunter auch bevölkern. Jüngster Zuwachs im Freundeskreis ist ein Golden Retriever. Ein wunderschöner, liebenswerter und unglaublich freundlicher Hund. Franziska und Fabian, Frauchen und Herrchen, haben sich sehr gründlich auf den Einzug ihres Tieres vorbereitet. Sie haben Hunde-Ratgeber gelesen, einen Laufstall besorgt und Pippi-Unterlagen. Mit viel Liebe und Engagement und der Hilfe einer Hundetrainerin haben die beiden der Hündin alles beigebracht, was ein Hund so können muss: mit und ohne Leine an der Seite laufen, kommen, wenn sie gerufen wird, »Sitz«, »Platz« und beim Essen unter dem Tisch liegen. Ihre Erziehungsmethode nennen sie die der »positiven Verstärkung«, und man muss sagen: Sie trägt ihre Früchte. Die drei sind ein gutes Gespann.

Und auch wenn der Golden Retriever »definitiv kein Kinderersatz« ist, hat er doch etwas in das Leben des Paares gebracht, das sich mit den Erfahrungen von Eltern überschneidet, sagt Franziska. Sie nennt die schlaflosen Nächte, als der Hund noch ein Welpe war und alle vier Stunden rausmusste. Da gibt es den Austausch mit anderen Hundehalter*innen, denen im Park oder denen aus der Hundekita, auch die gemeinsame Freude über das Tier. »Ich habe mal gelesen, dass es beim Sorgen für ein Tier zu einer ähnlichen Hormonausschüttung kommt wie bei der Fürsorge für ein Kind.« Franziska vermeint das zu spüren. Eine andere Ähnlichkeit zur elterlichen Praxis sieht sie in der Verspieltheit. »Wir machen total viel Quatsch zu dritt. Absurde Sachen zum Teil. Um ihr die Angst vor dem Aufzug zu nehmen, bin ich zum Beispiel auf allen vieren vor ihr in den Lift gekrabbelt.« Wer Franziska, die eine sehr elegante Erscheinung ist, kennt, würde das kaum für möglich halten. Aber es ist eine wunderbare Vorstellung. What's up in the nest? Da geht eine Menge. Auch im Midlife.

Die »Großmutter-Hypothese«

Warum kommen Frauen überhaupt in die Menopause? Warum leben sie noch jahrzehntelang nach ihrer fruchtbaren Phase weiter, was nur bei sehr langlebigen Säugetierweibchen im Tierreich vorkommt? Evolutionsbiologisch scheint jahrzehntelange Unfruchtbarkeit sinnlos, stets geht es ja darum, die eigenen Gene weiterzugeben. Das gelingt solchen Individuen am besten, die möglichst fertil sind – und zwar auch im Verhältnis zur Lebenserwartung.

Seit Mitte der 1960er Jahre hält sich hierzu die Hypothese vom »Großmutter-Effekt«: Die nicht mehr fruchtbare, dafür sehr erfahrene »Großmutter« kann sich in den Dienst der Sippe stellen und so das Überleben von gesunden Enkeln sichern. Die Anthropologin Susanne Huber hat mit Kolleg*innen der Uni Wien eine andere Theorie aufgestellt: Sie sehen die Ursache für die Menopause nicht in einem Fitness-Vorteil der »Alten«, sondern einfach in einer physiologischen Beschränkung: nämlich der Haltbarkeit der Eizellen, die unabhängig davon, wie lange ein Säugetier lebt, immer begrenzt ist. Ist die Lebensspanne eines Tieres kurz, heißt das meist: Fruchtbarkeit bis ans Lebensende. Umgekehrt hört die Fruchtbarkeit bei Tieren mit sehr langer Lebensspanne lange vor Ende der Lebenszeit auf. Dass die Menopause hingegen ein Nebenprodukt der enorm gestiegenen Lebenserwartung ist, halten die Forscher für unwahrscheinlich – ihre Existenz wird bereits beim Homo erectus vor zwei Millionen Jahren vermutet. Das Rätsel bleibt bislang also ungelöst und erzeugt mitunter auch bizarre Annahmen. So haben Wissenschaftler aus Kanada vor einigen Jahren die These aufgestellt, dass Frauen in die Menopause kommen, weil Männer jüngere Partnerinnen bevorzugen. Im genetischen Material müsste demnach das Merkmal »Fruchtbarkeit« im höheren Alter evolutionstechnisch nicht erhalten werden, weil es nicht »gebraucht« wurde. Ein typisch männlicher Forschungsansatz.

Heinz und Hannelore

Wer pflegt wen?

● Wie oft wollten wir schon darüber reden. Aber nie kam es dazu. Deshalb greife ich irgendwann einfach zum Telefon, rufe meine Mutter an und stelle *die Frage:* Was machen wir eigentlich, wenn ihr beide mal pflegebedürftig seid? »Schwieriges Thema«, sagt meine Mutter. »Ja«, sage ich. Meine Eltern sind über achtzig, leben alleine in dem Einfamilienhaus, das sie für sich und für uns Ende der 1960er Jahre gebaut haben. Geht es nach ihnen, soll es so auch bleiben, und zwar bis zum letzten Atemzug, den beide am besten gleichzeitig aushauchen, ohne zuvor auf fremde Hilfe angewiesen zu sein. Aber natürlich wissen wir alle – meine Eltern, meine Geschwister und ich: Wahrscheinlicher ist es, dass es anders kommt, und vielleicht auch überraschend schnell. Ein Sturz, ein Unfall, ein Schlaganfall. Und was dann?

Früher machte meine Mutter, sobald wir auf dieses Thema zu sprechen kamen, eine abwehrende Handbewegung und sagte: »Schießt mich einfach ab.« Die eigene Gebrechlichkeit war lange Tabu. Ein bisschen hat sich das verändert, sicher auch, weil sie seit einigen Jahren unter chronischen Schmerzen leidet und sich bei meinem Vater unübersehbar die Anzeichen einer Demenz häufen. Meine Mutter zieht jetzt manchmal Bilanz, sagt, was gut und was schlecht gelaufen ist in ihrem Leben. Und sie hat ein Buch gelesen, erzählt sie am Telefon, »Sterblich sein« von Atul Gawande. Ich bin erstaunt. Denn ich erlebe sie als rastlos und sosehr vom Hier und Jetzt in Beschlag genommen, dass kein Raum für das Morgen zu sein scheint, ein Morgen, bei dem sie auf Hilfe angewiesen sein könnten. »Alt werden ist nichts für Feiglinge«, pflegt meine Mutter regelmäßig zu sagen. Das glaube ich ihr. Ich fand es vor vielen Jahren einen großen Schritt, aber auch ein bisschen bizarr, dass meine Eltern sich einen neuen Grabstein auf das Familiengrab setzen ließen, der Name steht schon drauf. Um den Papierkram haben sie sich inzwischen auch gekümmert: Sie waren beim Notar, haben Kontovollmachten verteilt und Passwörter diktiert. Die Patientenverfügung hängt noch in der Warteschleife. Aber das, was vor dem Tod kommt – die Phase der Pflege, der Abhängigkeit –, darüber fällt es ihnen schwer, zu sprechen. »Es hängt wie eine Last an uns«, sagt meine Mutter. »Ich denke so viel darüber nach, aber ich spreche so ungern darüber.« ●

Ein tief sitzendes Tabu

Uns mittelalten Kindern geht es, ehrlich gesagt, genauso. Wir sind froh, wenn die Fragen, die uns regelmäßig durch den Kopf schießen, am besten schnell wieder in Vergessenheit geraten, weil wir keine guten Antworten darauf haben. Könnten wir unsere Eltern überhaupt zu Hause pflegen? Können wir ihnen diesen Wunsch erfüllen, dass sie bis ganz zum Schluss in ihrem Zuhause bleiben? Und – da betreten wir bereits tabuisiertes Terrain – wollen wir das, sind wir dazu verpflichtet, sind wir bereit dazu? Fragen, die wir lieber verdrängen, die aber durch jede neue Schmerzattacke, jeden verlegten Schlüssel drängender werden. Wie lange schaffen sie es noch alleine? Was passiert mit unserem eigenen Leben, das wir teilweise hunderte Kilometer vom Elternhaus entfernt führen, mit unseren Familien, unseren Freunden, unseren Jobs. Wie soll das gehen?

Es geht irgendwie, man muss sich nur die Zahlen anschauen. Gut drei Viertel der alten Menschen in Deutschland wird nach wie vor zu Hause gepflegt. Manchmal allein von den Angehörigen, manchmal mit professioneller Hilfe. In den meisten Fällen sind es die

Töchter oder Schwiegertöchter, die den Hauptteil der Pflege übernehmen, mit den üblichen Einkommens- und Renteneinbußen. Mehr als zwei Drittel der pflegenden Angehörigen sind weiblich, im Schnitt sind sie vier Jahre lang rund 21 Stunden in der Woche in die häusliche Pflege eingebunden, und die Hälfte von ihnen reduziert ihre Erwerbstätigkeit. Diese Zahlen zeigen offensichtlich, dass unser System nicht besonders gleichberechtigt ist. Hört man sich andererseits Geschichten aus dem Freundes- und Bekanntenkreis an, beweisen Angehörige auch eine erstaunliche Kreativität, die Pflegesituation innerhalb der Familien zu wuppen, oft auch über ziemliche Distanzen hinweg.

Unsere Kollegin Karen zum Beispiel, selbst voll berufstätig und Mutter zweier Kinder, pendelte zwischen ihrem vierzigsten und fünfzigsten Lebensjahr ständig zwischen Berlin und Hessen hin und her, um mithilfe einer professionellen Pflegerin ihre Eltern bis zu deren Tod zu pflegen. Zuerst erkrankte der Vater an einem aggressiven Krebs, dann wurde die Mutter dement. Als ihr Vater auf dem Totenbett lag, habe sich ihre Mutter regelrecht an sie übergeben, erzählt Karen. »In diesem Moment war klar, sie braucht jemanden, und das bin ich.« Karen war bereit, zu helfen, gleichzeitig aber selbst ziemlich am Ende mit den Kräften. »Aber man muss sich halt kümmern, das macht Familie aus.« Sie hatte das dringende Bedürfnis, ihren Eltern das zurückzugeben, was sie ihr gegeben hatten, sagt sie. »Ich hätte mich total beknackt gefühlt, wenn ich es nicht gemacht hätte.«

Wie nah wollen wir uns sein?

War eine solche Situation früher, bevor wir uns in alle Welt atomisierten und hyperindividualisierten, einfacher zu handhaben und zu organisieren? Als Großeltern, Eltern und Kinder noch an einem

Ort lebten, vielleicht sogar unter einem Dach? Als es gar keine Frage war, wer sich um wen kümmert?

● Gedanklich zieht es mich bei den komplexen Fragen der Gegenwart jetzt manchmal zurück in dörfliche Strukturen und enge Familienbande der Vergangenheit. Meine Großeltern lebten in einem alten Häuschen, aus dem mein Opa, als er anfing, immer verwirrter zu werden, gerne mal entwischte. Meine Oma, so gut wie blind, merkte es oft erst dann, wenn ein Dorfbewohner den alten Mann wieder zurückbrachte. »Ich habe ihn da laufen sehen und dachte, das soll sicher so nicht sein!« Meine Oma fing an, die Tür zu verriegeln, woraufhin mein Opa das ein oder andere Mal durchs Fenster entkam. Klar, es hätte etwas passieren können. Aber wir waren alle immer in der Nähe, und es gab so etwas wie einen unausgesprochenen Konsens, dass die beiden ihre Autonomie und Selbstständigkeit behalten, solange es geht. Irgendwann gehörte zu meinem Freitagseinkaufsdienst der Gang zur Apotheke, wo ich ein sehr großes Paket Erwachsenenwindeln abholte. Und dann konnte Oma Opa nicht mehr alleine versorgen. Die Familie setzte einen abendlichen Waschdienst der Enkel ein. Im Wochenwechsel unterstützten wir unsere Großmutter darin, den an Parkinson erkrankten Opa zu waschen und ins Bett zu bringen.

Ich selbst muss ungefähr fünfzehn gewesen sein, als ich meinem Großvater den Po abwischte, und sicher hätte es attraktivere Abendunternehmungen für eine Jugendliche gegeben, als einem wimmernden alten Mann die Windel für die Nacht anzuziehen. Aber es war keine Frage – wir taten es. Es war schließlich mein geliebter Opa, der früher an der Pferdekoppel ein Zuckerstückchen aus seinem Jackett gezaubert und mir in die Hand gedrückt hatte. Wenn er jetzt in seinem desolaten Zustand endlich im Bett lag, unter der enormen Daunendecke nur noch sein kleines Köpfchen herausschaute und seine aufgerissenen Augen sich allmählich beruhigten, waren Oma und ich glücklich.

»Es ist ein Riesenkonflikt, den ich immer noch mit mir herumtrage«, gibt meine Mutter am Telefon zu, als wir über Oma und Opa, ihre Eltern, sprechen. Denn als mein Opa starb, wäre die Oma gerne bei uns eingezogen. Aber meine Mutter entschied sich dagegen. »Wir haben uns nie sehr gut verstanden, und ich wusste, dass es nicht gut gelingen würde.« Ich finde es mutig, dass sie sich dazu öffentlich bekennt, und das auch noch in einer Lebensphase, in der sie selbst bedürftig werden könnte – als Frau einer Generation, in der Töchter ihre Mütter pflegten. Gerade, weil sie sich selbst als Tochter gegen die hundertprozentige Fürsorge gesperrt hat, erwartet sie diese von ihren Kindern nun aber nicht. Zumindest formulierte sie in unseren Gesprächen keinerlei diesbezügliche Wünsche. Ich finde es mutig, weil es bei der Pflege der eigenen Eltern ja auch immer um Liebe und Zuneigung geht, beziehungsweise um offene Wunden: Wer wurde in der Familie am meisten geliebt, wer buhlt bis heute um Anerkennung, wer ist vielleicht zu kurz gekommen? Können wir dem hinfälligen Vater, der früher nie anwesend war, dasselbe Maß an Zuwendung zukommen lassen wie der hinfälligen Mutter? Als meine Großmutter nach einem Sturz Rundumbetreuung benötigte, zog eine polnische Pflegekraft zu ihr. Die gesamte Familie war weiterhin für sie da, aber eben nur dosiert und auf Distanz. Meine Mutter, die dazu steht, dass sie Oma nicht bei uns einziehen ließ, hat deshalb bis heute ein schlechtes Gewissen. ●

Räumliche Nähe ist also nicht unbedingt die Lösung für die Herausforderungen, die die Pflegebedürftigkeit von Eltern mit sich bringen kann. Aber natürlich erleichtert sie einiges. Auch ein Enkel-Waschdienst und regelmäßige Besuche lassen sich leichter einrichten, wenn man um die Ecke wohnt. Die Entfernung zum Wohnort der Eltern ist deshalb auch unter Geschwistern ein wichtiges Argument bei der Frage, wer sich hauptsächlich um die kranke Mutter oder den gebrechlichen Vater kümmert. Unsere Kollegin Karen zum Beispiel wohnte zwar in Berlin und damit ziemlich weit entfernt von ihren Eltern in Hessen. Ihre Schwester hätte aber zwei Flugstunden hinter sich bringen müssen, um nach dem Rechten zu schauen. Mit diesem Argument überließ sie die Pflege allein Karen.

Im Griff der Scham

Es gibt eine Art Rangordnung der Alibis, warum man Pflege nicht leisten kann, meint dazu die Erziehungswissenschaftlerin Katharina Gröning, die an der Universität Bielefeld viel zum Thema »Familiale Pflege« geforscht hat. »Pflegepersonen werden oft die, die keine Entschuldigung haben, weil sie nah dran wohnen, weil die Eltern die eigenen Kinder betreut haben, weil sie selbst nicht wirklich berufstätig sind oder nur Teilzeitstellen haben.« Oder anders formuliert: »Angehörige, die kaum Opportunitätskosten einbringen können, haben ein Legitimationsproblem.« Dabei wird beim Thema häusliche Pflege in den Familien durchaus gerechnet – es geht um Distanzen, Zeit und Schuld.

● Aber auch um Scham. Denn natürlich gibt es umgekehrt auch viele Eltern, die sich gar nicht wünschen, dass ihre Kinder sie pflegen, weil sie sich für körperliche oder psychische Schwächen schämen. Heute zumindest, wo meine Mutter noch einigermaßen gut selbstständig klarkommt, kann sie sich nicht vorstellen, von mir gewaschen zu werden. Nein, so etwas wie Intimpflege soll dann doch lieber ein professioneller Pflegedienst übernehmen. Aber das sagt sie heute. Das kann sich noch ändern. Und ich bin froh, dass wir darüber geredet haben und ich ihr sagen konnte, dass es mir überhaupt nichts ausmachen würde, sie zu waschen. Ein Anfang ist also gemacht. Denn wie meine Eltern umschiffen viele andere das Thema gerne komplett. Sie haben zwar das Erbe geklärt, nicht aber, wie sie später mal die vielen Treppen in ihrem Haus alleine hochkommen, und ein Szenario droht, bei dem ganze Etagen irgendwann unerreichbar werden und verwaisen. ●

Von einem konkreten Pflegesetting braucht man da gar nicht erst anfangen, es wird einfach übersprungen. Das ist der Punkt, an dem die Eltern dann oft diesen Spruch bringen: »Dann könnt ihr mich ja gleich beerdigen«, und damit dann gleich das ganze Sujet vom Tisch fegen. Es will ja auch niemand eine Krise herbeireden und damit die Dinge schlimmer machen, als sie sind. Aber was wäre, wenn bei der nächsten langen Autofahrt ein schrecklicher Unfall passieren würde, weil die Fahrtüchtigkeit mit über achtzig vielleicht doch nicht mehr ganz gegeben ist? Wann motiviert das Ignorieren der Alterserscheinungen Senior*innen zu mehr Selbstständigkeit? Und wann wird es unverantwortlich, weil Entwicklungen übersehen werden, die sich zu regelrechten Zeitbomben entwickeln können?

○ Anlässe, miteinander ins Gespräch zu kommen, gibt es jedenfalls einige. In meiner Familie: der Oberschenkelhalsbruch meiner Mutter zum Beispiel – ein dummer Gartenunfall, der zur Folge hatte, dass sie nun seit mehreren Jahren leicht humpelt. Oder diese bangen Tage, als sich bei meinem Vater die Netzhaut gelöst hatte und nicht klar war, ob er auf dem Auge jemals wieder würde sehen können. Sorgen haben wir Geschwister uns alle gemacht, und jeder dieser Momente wäre vielleicht ein passender gewesen, gemeinsam zu beraten, wie sich das Elternhaus altersgerecht gestalten ließe oder welche Hilfe im Alltag vielleicht doch mal angebracht wäre. Aber sobald sich Papas Genesung abzeichnete, war das Thema vom Tisch. Zuweilen drücken eben auch wir mittelalten Kinder beide Augen fest zu. ○

● Manchmal nervt der Umgang mit dem körperlichen Verfall aber auch kolossal. Zum Beispiel das Hörgerät meines Vaters: Jahrelang beschallte er mit dem Fernseher das ganze Haus, bevor er sich endlich seine Schwerhörigkeit eingestand. Inzwischen hat er die Geräte mehrfach verloren, oder sie liegen in der Schublade. Mich regt das auf. ●

○ Auf der anderen Seite habe ich es auch lange hinausgezögert, bis ich endlich eine Lesebrille getragen habe, und mich immer noch nicht daran gewöhnt. Probieren, ohne Hilfe klarzukommen und Schwächen so lange wie möglich zu verbergen, das machen alle – und es ist doch auch unser aller gutes Recht, das zu tun. Warum sind wir also gerade bei unseren Eltern so unentspannt? ○

Unsere Freundin Friederike erzählt von ihrem Vater, einem starken, meinungsfesten und diskussionsfreudigen Mann, an dem sie sich über alle Höhen und Tiefen hinweg ein Leben lang so richtig abgearbeitet habe. »Wir haben uns auseinandergesetzt über Bücher, über Theater, über Filme, über Politik, aber wir haben auch richtig gestritten, weil ich vieles an ihm egoistisch und eitel fand.« Dann wurde er alt, und Friederike tat sich unheimlich schwer damit, zu sehen, wie die Energie aus diesem Mann schwand. »Ein ganz großer Schmerz für mich war, als er aufhörte, ein klares Gegenüber zu sein, er wurde so weich. Er hatte die Kraft nicht mehr, mit mir zu ringen und zu streiten. Ich fand ihn konturlos, wie ein Fähnchen im Wind, und das machte mich wütend.« Abschied von einer Leitfigur. Der Vater wurde immer kränker und schwächer, und erst kurz vor seinem Tod wurde die Tochter milde. »Es tut mir bis heute leid, dass ich ihm erst so spät mit Wärme und Zärtlichkeit begegnen konnte. Es war eine Zuneigung unabhängig von der Frage, ob ich ihn stark finde, respektvoll, intelligent oder charismatisch. Es war einfach mein Papa.«

Hinter der Scham über den körperlichen Verfall und der Weigerung, damit offensiv umzugehen, steckt also deutlich mehr als nur die Sorge um eine Privatsphäre, die irgendwann vielleicht nicht mehr ganz so privat sein könnte. Es geht nicht nur um die Angst vor dem Kontrollverlust und die Weigerung, sich mit der Endlichkeit des Lebens auseinanderzusetzen. Die Erziehungswissenschaftlerin

Katharina Gröning hat sich in ihrem Buch *Entweihung und Scham* ausgiebig mit den zwiespältigen Gefühlen in der Pflege beschäftigt. Dass die alten Eltern es beschämend finden, wenn die Kinder sie bei Fehlleistungen erwischen, findet sie erst mal normal. »Gebrechlichkeit ist mit Minderwertigkeit assoziiert. Das ist eine natürliche Reaktion.« Wenn die Kinder auf diese Scham allerdings mit Aggression oder Verzweiflung reagierten, dann werde es schwierig. Sie müssten lernen, »zu halten«, und den Eltern nicht mehr Eigenständigkeit wegnehmen, als wirklich erforderlich ist.

Über Pflege reden

Es ist eine Entwicklungsaufgabe: Sich von den Kindern helfen und pflegen zu lassen, das passiert nicht von heute auf morgen. Dafür braucht es Zeit, Raum, und eine Prise Ehrlichkeit auch in der Auseinandersetzung mit der Familienbiographie mitsamt ihren Brüchen und Verletzungen. Es geht laut Gröning auch nicht darum, ab einem bestimmten Zeitpunkt im Leben einfach die Rollen zu tauschen. Dass also mittelalte Kinder für ihre alten Eltern tun, was diese früher für sie als Kinder getan haben. Wenn es gut läuft, tritt man gemeinsam ein in eine neue, reifere Phase der Familiengeschichte, in der man sich auf Augenhöhe begegnet und familiäre Arbeitsteilung transparent verhandelt werden kann.

Karen zum Beispiel findet es nicht wirklich in Ordnung, dass in ihrer Familie unausgesprochen allen klar war, dass sie sich schon um die Pflege kümmern würde und dass deshalb nie über das Pflegeszenario gesprochen wurde. Ganz im Gegensatz zum Erbe, das dann ganz gerecht 50:50 aufgeteilt werden sollte. Rückblickend sagt sie, wer Eltern jenseits der siebzig hat, sollte sich – solange das noch geht – unbedingt mit allen Familienangehörigen gemeinsam an den Tisch setzen und ein paar Fragen klären, damit nicht falsche Erwartungen vorherrschen und Grenzen auch respektiert werden. Wer oder was ist da? Was wollen die einzelnen Menschen? Wer ist bereit, was zu tun? »Du musst über die Sachen reden, auch übers Altwerden und übers Sterben und übers Erben. Wir sind ja Wesen, die reden können. Und das ist ein Vorteil.«

Eine Sache, über die bei dem vielen Schweigen in den Familien durchaus offenherzig gesprochen wird, ist das Pflegeheim als Schreckensszenario schlechthin. In den vergangenen Jahren habe sie viele Menschen in Pflegeheimen besucht, sagt zum Beispiel meine Mutter, »und ich bin immer ganz traurig rausgegangen«. Keiner will ins Pflegeheim, kein Kind will die Eltern ins Pflegeheim »abschieben«, Pflegeheim wird gleichgesetzt mit dem endgültigen Ausschluss aus dem Leben.

Auch als die 92-jährige Mutter unseres Freundes Andreas vor zwei Jahren nach einem Krankenhausaufenthalt dringend Hilfe benötigte, war das Pflegeheim die letzte aller Optionen: »Dafür war sie noch viel zu autonom.« Dabei war die Ausgangslage zumindest insofern ähnlich wie bei Karen, als dass er und sein Bruder mehrere hundert Kilometer vom Wohnort der Mutter entfernt wohnten und nur unregelmäßig vorbeischauen konnten. Sie kamen also nicht wirklich als tägliche Hilfe in Frage. Im Unterschied zu Karen und ihrer Schwester hatten die beiden Brüder aber nach dem Tod des Vaters konsequent das Gespräch mit der Mutter gesucht und ausgiebig über ihre Zukunft gesprochen. Alle gemeinsam haben sie sich dann darauf geeinigt, dass die Mutter erst mal zuhause bleiben und ein Pflegedienst zwei- bis dreimal am Tag vorbeischauen würde. Wichtig war, dass die Leistungen dieses Dienstes bei Bedarf immer weiter angepasst werden können. Es gibt ein gutes Freundesnetzwerk der Mutter, und auch die Nachbarn schauen nach dem Rechten. Wenn der Zeitpunkt kommt, ist alles so vorbereitet, dass die Mutter zu Hause sterben könnte. Alternativ ist sie aber auch in einem Hospiz auf der Warteliste: »Meine Mutter will Dinge gerne unter Kontrolle haben. Und ich finde es auch angenehm, vorher zu wissen, wie so etwas ablaufen kann. Das haben wir uns also genau angeguckt und organisiert.« Andreas sieht bei der Pflegeplanung auch die Eltern in der Pflicht. Kinder, meint er, hätten auch einen Anspruch darauf, dass die Eltern eine Lösung anstrebten, solange sie dazu in der Lage sind. »Eigentlich ist es eine Zumutung, wenn sie es nicht tun und diese Entscheidung einfach auf die Kinder abwälzen. Ich würde sogar den Spieß umdrehen und sagen: Erwarten können sie sowieso nicht, von den Kindern versorgt zu werden.«

In ihrem Artikel »Was schulden wir unseren Eltern?« hat die *Zeit*-Journalistin Stefanie Flamm das Altern als großangelegten Feldversuch im 21. Jahrhundert bezeichnet, bei dem alle Beteiligten Schwierigkeiten haben, ihre Rolle zu finden. Schließlich haben wir viele alte Moralvorstellungen über Bord geworfen, und der Staat hat uns Kinder mit der Einführung der Pflegeversicherung in den 1990er Jahren ja auch ein wenig von der Fürsorgepflicht entbunden. Theoretisch sollten Pflegeversicherungen, Rente und eigenes Vermögen die Kosten einer professionellen Pflege abdecken, wenn diese erforderlich wird. Nur wenn das nicht ausreicht, müssen die Kinder, vorausgesetzt, sie verdienen genug, finanziell einspringen – nicht aber bei der praktischen Pflege. Wir könnten im Prinzip also machen, was wir wollen.

Warum wir unseren Eltern nichts schulden

Das Gefühl der Verantwortung bleibt natürlich trotzdem, je nach Familienkonstellation in unterschiedlicher Ausprägung. Ist die Familie zum Beispiel eher eine Gemeinschaft, in der die Generationen sich respekt- und verantwortungsvoll umeinander kümmern, weil ihre Mitglieder die eigene Rolle frei und freiwillig definieren konnten? Oder ist sie eher eine Zwangsgemeinschaft, in der die Kinder schon von klein auf unter dem Deckmantel der Liebe quasi zur Sorge verpflichtet wurden? Kümmern, das belegt auch die Empirie, ist in den meisten Familien keine Einbahnstraße, sondern ein gegenseitiges Schützen und Unterstützen über alle Lebensphasen hinweg. Allen Individualisierungs- und Modernisierungstendenzen zum Trotz scheint diese Praxis innerhalb von Familien genauso beständig wie die des Vererbens.

Es war allerdings keineswegs schon immer so, dass zumeist Töchter oder Schwiegertöchter aus Tradition, Nächstenliebe oder Pflichtgefühl die Pflege übernahmen. Stefanie Flamm zitiert den amerikanischen Ethnologen Jared Diamond, der über Jahrzehnte den Umgang von Mehrgenerationenverbänden in Stammeskulturen untersucht hat. Dort wurde die Aussage »Schießt mich einfach ab« teilweise knallhart exerziert: Solange Emotionen keine Rolle spielten, wurden die Alten als schwächste Glieder der Gruppe zurückgelassen, getötet oder zum Selbstmord aufgefordert. Die Vorstellung, dass Jüngere Verantwortung für die Älteren tragen, tauchte erst dann auf, als diese Verantwortungsübernahme Vorteile im Überlebenskampf brachte. Mit der Komplexität von Gesellschaften wuchs neben Ausdauer und Kraft auch die Bedeutung von Erfahrung, Wissen und Fürsorge. Und erst die Anerkennung dessen führte zu Verbundenheit und Verantwortung. Und vielleicht zu diesem Schuldempfinden, an das dann heutzutage auch am Krankenbett immer wieder erfolgreich appelliert wird. »Meine Eltern haben so viel für mich getan«, heißt es dann, »sie waren immer für mich da« – was im Umkehrschluss bedeutet: »Wenn sie mich brauchen, bin ich an der Reihe, das zuvor Erbrachte zurückzugeben.«

Natürlich existiere diese Interdependenz, sagt auch die Erziehungswissenschaftlerin Katharina Gröning. Sie spricht aber lieber von Generationensolidarität als von Schuld. »Es gibt in Familien eine intergenerationelle Bindung, eine Verbundenheit, die nicht zu unterschätzen ist, und damit auch so etwas wie einen Generationenvertrag.« Schulden würden aber lediglich die Eltern den Kindern etwas – eine Entschuldigung für all die Erziehungsfehler, die begangen wurden. Wenn die ausbleibt, wenn alte Abhängigkeitsverhältnisse unhinterfragt bestehen bleiben, ist die familiale Pflege laut Katharina Gröning zum Scheitern verurteilt. »Denn das erträgt keiner, das würde bewirken, dass die alten Eltern mächtig und hilflos zugleich sind.«

Neben diesem Kassensturz, wie Gröning die Entschuldigung auch nennt, plädiert sie außerdem dafür, die Pflege nicht nur aus der Perspektive der Belastung zu betrachten. Der Diskurs über die Pflege älterer Menschen sei stark geprägt von einer bildungsbürgerlichen Elite, die die häusliche Pflege gerne vor dem Hintergrund der Stressforschung untersucht. Sie warnt davor, diese Erkenntnisse zu verallgemeinern. Und immer nur die negativen Aspekte hervorzuheben. Pflege werde in unterschiedlichen sozialen Milieus sehr unterschiedlich gehandhabt und in den Alltag integriert. Natürlich ist Pflegebedürftigkeit für alle Menschen immer eine Herausforderung. Aber eben eine, die Teil des Lebens ist und an der man reifen kann.

Damit sich allerdings auch an den Bedingungen etwas ändert, unter denen Pflege heute organisiert wird, reicht es nicht, wenn die Mid-Menschen allein mit ihren Familien ins Gespräch kommen. Sie müssen auch dafür sorgen, dass die Politik das Thema nicht nur auf ihrer pflege-, sondern auch auf ihrer familienpolitischen Agenda hat und Bedingungen schafft, unter denen Angehörige diese wichtige Aufgabe privat – neben Beruf, womöglich eigener Familie und vielen anderen Baustellen – gut bewältigen können. In Zukunft sollten das natürlich nicht in der überwältigenden Mehrzahl Frauen sein.

● Ein paar Monate nach unserem Gespräch erzählt mir meine Mutter am Telefon, dass der Nachbar aus dem Haus gegenüber gestorben sei. Wie der Leichenwagen vorfuhr. Wie sie bei dem fast noch neuen Auto in der Garage die Kennzeichen abmontierten. Ich erinnere mich in dem Moment daran, wie früher beim Spielen auf der Straße oft unser Ball im Vorgarten dieses Nachbarn landete und wir uns nie getraut haben, reinzugehen, weil der Cockerspaniel immer bellte. Dieser Mann hat mich als Schulkind frühmorgens öfter in seinem vorgewärmten Mercedes zur Straßenbahnhaltestelle mitgenommen, weil ich zu spät dran war. Und jetzt steht da ein Lkw. Irgendwas mit Logistics. Meine Mutter scheint während unseres Gesprächs aus dem Fenster zu gucken. »Sie räumen das Haus aus. Wer das wohl übernimmt? Oder ob es verkauft wird? So geht's mit uns auch mal. Sie haben ja zwei Kinder, der Sohn hat kurz vor dem Tod noch ganz lang mit mir gesprochen, er redet ja sonst nicht viel. Ich will da mal kurz rüber zu der Helferin. Die hat sich rührend um ihn gekümmert in den letzten fünf Jahren.« Meine Mutter sagt Helferin, nicht Pflegerin. »Vielleicht gibt sie mir ihre Telefonnummer. Man kann ja nie wissen, vielleicht braucht sie mal jemand im Bekanntenkreis.« Dann erzählt sie noch von dem anderen Nachbarn, der vor drei Wochen nach langem Krebsleiden gestorben ist. »Wir sind damals alle hier als junge Familien eingezogen. Und jetzt stirbt einer nach dem anderen. Es ist so traurig.« ●

»Wir brauchen mehr Gerechtigkeit in den Familien.«

Katharina Gröning hat als Erziehungswissenschaftlerin an der Uni Bielefeld jahrelang zum Thema »Familiale Pflege« geforscht und auch ein Pilotprojekt begleitet, in dem Pflegetrainer*innen Familien bei der häuslichen Pflege beratend zur Seite stehen. Sie veröffentlichte zahlreiche Bücher zum System der Pflegeversicherungen, aber auch zu der Scham, die zwischen den Generationen auftreten kann, wenn alte Rollenbilder ins Wanken geraten. Wir haben mit ihr darüber gesprochen, was sich im Umgang mit der menschlichen Gebrechlichkeit ändern muss.

○● *Frau Gröning, das traditionelle Vater-Mutter-Kind-Modell ist brüchig geworden und nimmt heutzutage ganz andere Formen an als noch vor dreißig Jahren: Eltern trennen sich, Familien puzzeln sich in neuen Konstellationen zusammen. Und es gibt auch viele Alleinerziehende, die ohne häusliche Pflege schon ziemlich am Limit sind, was die Organisation ihres eigenen Lebens betrifft. Dennoch werden, wenn man den Zahlen glaubt, nach wie vor knapp achtzig Prozent der Menschen zu Hause gepflegt. Immer noch von den Familienangehörigen?*

Ja, es gilt immer noch die Regel, dass die Mehrheit der pflegebedürftigen alten Menschen zu Hause von ihren Angehörigen gepflegt wird und das trotz aller schlechten Prognosen.

○● *Aber diese sogenannte familiale Pflege galt doch ziemlich lange als Auslaufmodell?*

Das stimmt, dennoch hat sie sich als absolut robust erwiesen. Familien finden zum Teil sehr kreative Lösungen, die Sorge für Ältere zu stemmen. Es hat aber Verlagerungen gegeben, die auch nicht immer unproblematisch sind. Zum Beispiel pflegen sich zunehmend ältere Menschen untereinander – die ältere Ehefrau pflegt ihren pflegebedürftigen älteren Mann mit Unterstützung der Kinder. Auch was die Hauptpflegeperson betrifft, hat sich etwas verändert: Früher, also vor Einführung der Pflegeversicherung, galt das Modell: Wer erbt, muss pflegen. Die Erblinie war männlich, und die Pflege wurde dann von der Schwiegertochter geleistet. Seit den 1990er Jahren sind meistens die Töchter die Hauptpflegepersonen. Und was wir wegen der hohen Dunkelziffer nicht genau wissen, ist der tatsächliche Anteil der osteuropäischen Kräfte in der häuslichen Pflege und die damit verbundene Frage, welche Bedeutung illegale Pflege in der Familie hat. Da die Familie in solchen Fällen oft das Pflegegeld bekommt, aber damit jemand anderen bezahlt, der pflegt, ist das empirisch etwas schwammig.

○● *Sie erwähnten gerade, dass durch die Pflegeversicherung die Hauptpflege von der Schwiegertochter auf die Tochter überging. Wieso?*

Das hängt mit der historischen Entkopplung der Sorge vom Erbe zusammen, die mit den Diskursen in den 1990er Jahren aufkam: Zum einen war es klare politische Absicht, pflegerische Tätigkeiten zu privatisieren und von der Familie abzukoppeln. Dennoch ist die Pflegeversicherung nie ein reines Instrument des Marktes gewesen, sondern ging einher mit neuen Moralvorstellungen Richtung soziales Ehrenamt. Man entband die Angehörigen von der »Pflicht«, gleichzeitig appellierte man an die »Nächstenliebe«. Das dürfte dazu geführt haben, dass sich die Töchter, wegen der Bindung zur Mutter, angesprochen gefühlt haben.

○● *Frauen scheinen also nach wie vor die Hauptpflegepersonen zu sein, jetzt eben nicht mehr die Schwiegertochter, sondern eher die leib-*

liche Tochter. Was ist mit den Söhnen? Warum fühlen die sich weniger angesprochen?

Es sind eben immer noch frauentypische Merkmale, die dazu führen, dass man zur Pflegeperson wird. Diese Entscheidung, wer pflegt, wird ja auch oft erst in einer akuten Notsituation gefällt, etwa nach einem Krankenhausaufenthalt, Schlaganfall oder einer schweren Erkrankung. Wenn in dieser Situation offensichtlich ist, dass ein Elternteil so schnell nicht wieder auf die Beine kommen wird, klammert man sich an die eigenen, die leiblichen Kinder. Das hat zum einen mit großer Angst zu tun, zum anderen aber auch mit Fragen von Schuld, also wer schuldet wem was? Eltern versuchen dann – auch im Sinne von Geben und Nehmen und von innerfamiliärer Kontoführung und Gerechtigkeit –, ihre Kinder zu verpflichten. Da wird dann gefragt: Wer hat für wen im Lebensverlauf eigentlich was geleistet und gemacht? Und das ist bei den unterschiedlichen Generationen natürlich unterschiedlich codiert.

○● *Und bei dieser »Kontoführung« schneiden die Söhne besser ab bzw. werden aus der Pflicht entlassen?*

Unter den Geschwistern wird dann auch abgeglichen, wer warum pflegen oder auch nicht pflegen kann. Es werden Argumente wie die Berufstätigkeit in den Ring geworfen oder die Verantwortung gegenüber eigenen Kindern, die vielleicht noch klein sind oder der entfernte Wohnort zum Beispiel. Das wären Gründe, warum man die Pflege nicht leisten kann. Auf der anderen Seite führen frauentypische Merkmale wie Teilzeitarbeit oder Wohnortnähe oder einfach das Mantra »Sie hat sich schon immer um die Mutter gekümmert« dazu, dass man Pflegeperson wird.

○● *Also Töchter haben schlicht die schlechteren Argumente, um die Übernahme von mehr Care-Arbeit ablehnen zu können. Aber auch das ändert sich doch. Die Berufstätigkeit von Frauen hat ja über die letzten Jahrzehnte enorm zugenommen. Immer mehr Frauen wuppen Beruf und Familie gleichzeitig und haben nicht viele Ressourcen übrig. Das kann ja auf Dauer nicht gut gehen, sich immer auf irgendeine Tochter zu verlassen, die einspringt?*

Nein, das wird auch nicht gut gehen. Diese ungerechte Vergeschlechtlichung der Pflege stellt eine der größten Herausforderungen für die Zukunft der familialen Pflege überhaupt dar. Und es ist wirklich ein Problem, dass die Pflegeversicherung keinen Einfluss auf diesen alten Geschlechtervertrag nimmt, indem sie keine entsprechenden Anreize schafft. Denn immer weniger Frauen werden bereit sein, die häusliche Pflege zu den Bedingungen dieser sogenannten »natürlichen Arbeitsteilung« zu übernehmen. Sie werden zunehmend innerfamiliale Gerechtigkeit und letztendlich auch gesellschaftliche Solidarität einfordern.

○● *Was genau wurde bei Einführung der Pflegeversicherung aus Ihrer Sicht verpasst?*

Die Entwicklung der Pflegeversicherung in den 1990er Jahren war stark von der katholischen Soziallehre geprägt, von der Idee von Pflege aus Liebe, von Pflege als Geschenk. Wenn man sich die Protokolle im Deutschen Bundestag von damals ansieht, wird das sehr deutlich. Insbesondere Norbert Blüm hat von »Langstreckenläufern der Nächstenliebe« und »gelebtem Samaritertum« gesprochen. Weil der Staat die Organisation und Aufteilung der Pflege aber quasi den Familien überlassen hat, wurde damit faktisch der traditionelle Geschlechtervertrag fortgeschrieben. Die praktische Pflege blieb Frauensache, nur dass sie über die Pflegeversicherung dann lediglich sozialrechtlich besser berücksichtigt wurde.

○● *Aus Liebe pflegen sollte man also nicht?*

Aus welchem Grund man pflegt – darum sollte es erst mal nicht gehen. Klar ist jedenfalls, dass familiale Pflege kein Ehrenamt ist, sondern einen familienpolitischen Rahmen mit entsprechenden Prinzipien braucht. Sie ist nicht einfach nur eine kostengünstigere Alternative zum Heim, sondern ein wichtiger Bestandteil unseres Zusammenlebens. Und dafür braucht sie eine ganz andere, unterstützende Politik. Ähnlich wie die Familienpolitik, die ja in den letzten dreißig Jahren, nach Mahnungen des Bundesverfassungsgerichts, mühsam angepasst wurde, muss auch die familiale Pflege angegangen werden. Für die familiale Pflege sollte auch das Familienministerium zuständig sein und nicht allein das Gesundheitsministerium.

○● *Die Politik sollte also stärkere Impulse setzen, was die geschlechtliche Aufteilung der Pflege angeht, und mehr Entlastungen schaffen. Trotzdem kann der Staat ja nun nicht entscheiden, wer in der Familie die Pflege übernimmt. Wie kann man denn innerhalb der Familien dafür sorgen, dass es bei der Verteilung der Aufgaben gerechter zugeht?*

Eine Möglichkeit ist, einen Familienrat einzuberufen, sobald ein Pflegefall eintritt. Und zwar mit allen Familienangehörigen – auch denen, die erst mal gar nicht wissen, was sie das eigentlich angeht. In unserem Pilotprojekt mit Pflegetrainer*innen finden solche Gespräche bereits im Krankenhaus statt. Das ist ein Rahmen, der bestimmten Teilen der Familie eben nicht erlaubt, von vorneherein zu sagen: Das ist nicht mein Bereich. Das ist das Erste, was aufgebrochen werden muss. Dann müssen sich alle Beteiligten über eine Pflegestätte verständigen. Wie wird der Alltag laufen? Was ist nötig?

Was wird gebraucht? Die alten Menschen klammern sich in dieser Situation meist an die Kinder, bei denen sie das Gefühl haben, hier nutzt das Klammern. Also ein Familienmitglied, meist eine Tochter, wird besonders moralisch angesprochen. »Kind, du lässt mich doch nicht im Stich.« Und das führt dann dazu, dass bestimmte Teile der Familie völlig ausgeblendet werden. Hier gilt es, ein Gegengewicht zu setzen und zu sagen: Nein, das geht alle was an, und das erlauben wir in der Beratung jetzt nicht, wir schützen hier auch nicht diese geschlechtliche Arbeitsteilung, sondern suchen nach einer Lösung, in der jeder auch noch Zeit für sein eigenes Leben hat.

○● *Würden Sie denn sagen: Familienangehörige sollten in jedem Fall pflegen? In Familien, in denen es Zerwürfnisse gibt oder in denen die Pflege eine totale Überforderung darstellen würde – da ist familiale Pflege dann vielleicht nicht so eine gute Idee, oder?*

Ob familiale Pflege sinnvoll ist, kristallisiert sich meistens in den ersten sechs Wochen nach Entlassung aus dem Krankenhaus heraus. Deswegen machen sich die Pflegetrainer*innen aus dem Pilotprojekt auch ein Bild vor Ort. Schätzungen gehen davon aus, dass bei einem Drittel der Pflegebedürftigen die Situation so ist, dass man von der Pflege durch Angehörige abraten würde. Das heißt aber natürlich nicht, dass damit die häusliche Pflege gleich zu Ende ist. Da muss man dann eben schauen, ob man zu Hause bleiben kann und mithilfe von Pflegediensten und anderen Unterstützungsformen erst mal zurechtkommt.

○● *Und was sind das für Situationen, in denen Sie von der Pflege durch die Angehörigen abraten würden?*

Da fehlen dann die psychischen oder materiellen Ressourcen, oder eine Familie verändert sich unter dem Eindruck der Pflege sehr stark, und es kann zu Abwertung, Kränkung, Vernachlässigung bis hin zu Gewalt kommen – wobei von direkter Gewalt durch Familienangehörige faktisch nur drei Prozent der Pflegebedürftigen betroffen sind. Das bekommt man aber mit, wenn man die Familie kennenlernt. Deshalb ist es eben keine gute Idee gewesen, in der Pflegeversicherung dieses Wahl-Freiheitsmodell umzusetzen. Der Gesetzgeber hat ja auch bei Eltern, die Kinder bekommen, gelernt, dass es frühe Hilfen geben muss. Heute bekommen Neugeborene in der Regel einen Besuch vom Jugendamt. Und bei der häuslichen Pflege gibt es eben auch Indikatoren, die gegen die Betreuung durch Angehörige sprechen. Aber in zwei Drittel der Familien sind die Potenziale und Ressourcen auch da. Und für die lohnt es sich durchaus, eine gute familiale Pflege vorzubereiten und zu begleiten.

○● *Es lohnt sich? Wie meinen Sie das? Auf der emotionalen Ebene?*

Schon – es ist schließlich immer auch eine starke Abschiedssituation. Ein kritisches Lebensereignis – wir haben das mal mit dem Begriff »filialer Reife« beschrieben. Das ist die Anerkennung der Tatsache, dass die Eltern sterben müssen und dass sie eben nicht immer die mächtigen Elternfiguren sind, sondern selbst Angehörige einer historischen Zeit mit allen Verletzbarkeiten und Unzulänglichkeiten. Das ist eine eigene Erkenntnis und ein Entwicklungsprozess, den alle Beteiligten durchmachen. Also wenn man Verantwortung für die alten Eltern übernehmen will, muss man sich in gewisser Weise noch mal von ihnen ablösen. Die filiale Reife beginnt tatsächlich bei dem Durchmustern der Lebensgeschichte der alten Eltern. Was sind das für Biographien? Das ist etwas ganz anderes als die Frage, ob man jetzt den großen oder den kleinen Po abwäscht. Für Letzteres muss man im Prinzip nur das Kopfkino ausschalten. Da reicht meist ein Pflegekurs von zwei, drei Tagen bei einer erfahrenen Pflegetrainerin oder einem erfahrenen Pflegetrainer.

○● *Das heißt, spätestens in der Mitte des Lebens, die sich ja in dieser Sandwichposition zwischen jung und alt befindet, wird es Zeit für filiale Reife?*

So kann man das sagen.

Bauchfrei, Cap, Jeans mit Riss

Geht das noch?

○ Geht das noch? Das letzte Mal habe ich mir diese Frage tatsächlich im vergangenen Sommer gestellt. Ich war über meinen Lebenspartner in den Genuss gekommen, mir aus der aktuellen Kollektion eines avantgardistischen Modelabels einzelne Kleidungsstücke auszusuchen. Die Kleider waren Teil seines Honorars. Mein Budget hätten die körperbetonten, extravaganten Teile normalerweise gesprengt, zumal sie nicht wirklich alltagstauglich waren und das Preis-Leistungs-Verhältnis einfach nicht gestimmt hätte. Aber das Ganze war ein Geschenk. Und so wählte ich auch einige für meinen Geschmack gewagte Teile aus. Darunter ein Bikini: das Unterteil im Brazilian Cut, hoch ausgeschnitten, mit spärlicher Po-Bedeckung, das Oberteil – kompliziert, asymmetrisch und aus sehr vielen Schnüren bestehend. Ein Ensemble in Schwarz – sehr cool, ziemlich sexy und in jedem Fall auffällig. Als das Paket kam, freute ich mich wie ein Kind. Auch über den Bikini. Und als ich es endlich geschafft hatte, hinter die nicht ganz offensichtliche Schnürtechnik des Oberteils zu kommen, war ich durchaus zufrieden mit meinem Spiegelbild. Das, was ich sah, war, wie Kleidung das ja oft bewirkt, eine mögliche Variante meiner selbst: In diesem Fall selbstbewusst und auf eine lässige Art »hot«. Dass dieses Kleidungsstück seiner Trägerin ein gewisses Auftreten abverlangte, war von vornherein klar gewesen. Man konnte es nicht verschämt tragen oder den Stoff ständig zurechtzuppeln. Dieser Bikini war ein Statement, und dazu musste man auch ohne, mit der Wimper zu zucken, stehen. Das Problem war: Statt an dieser Stelle laut aufzulachen und ihn mit einer gewissen Vorfreude auf die eigene Inszenierung ganz oben auf den Stapel meiner Badesachen zu packen, dachte ich an den See, den ich im Sommer oft zum Schwimmen aufsuchte, an andere mehr oder weniger gleichaltrige Frauen dort, die zumeist schon vor ein paar Jahren angefangen hatten, vom Bikini zum Badeanzug zu wechseln, und ich fragte mich: Geht das eigentlich noch? Ist das noch altersgemäß? Mache ich mich nicht lächerlich als Mutter von zwei Kindern, öffentlich in so einem Teil aufzutreten?

Und da war sie, die »Bodyshame« – wie sie u. a. die Philosophin Luna Dolezal in ihrem Buch »The Body and Shame« beschreibt (und die im Übrigen nicht nur die äußerliche Erscheinung oder die Körperform umfasst, sondern auch Hautfarbe, Gesten, Auftreten und Benehmen mit einschließt). Scham ist das Gefühl, das aufkommt, wenn man die realen oder vorgestellten negativen Blicke anderer auf einen selbst verinnerlicht – so die Quintessenz von Luna Dolezals Gedanken zu dieser unangenehmen Erfahrung.

Ich würde gerne von mir behaupten, dass ich frei bin von dieser limitierenden Form der Bodyshame, dass ich anziehe, was ich will, dass es mir egal ist, was andere denken, wenn ich mich nur selbst schön finde und wohlfühle in dem, was ich trage. Für diesen bodypositiven Ansatz fehlt es mir allerdings mitunter an der nötigen Selbstliebe. Ich bleibe an der Oberfläche kleben, projiziere dann die eigenen, selbstkritischen Gedanken auf die Gedanken anderer und pflege auf diese Art die eigene Unsicherheit. Und ich scheine mit dieser Praxis nicht alleine zu sein. Denn trotz einer Schwemme an Artikeln, die Frauen seit Jahren trotzig dazu auffordern, doch bitte anzuziehen, was sie wollen, es den Männern gleichzumachen und die Meinung anderer zu ignorieren, scheinen diese aufmunternden Artikel immer noch notwendig zu sein, sonst würden sie nicht Jahr für Jahr aufs Neue verfasst. »Kann ich das noch tragen?« – das fragen sich Frauen schon mit Mitte, Ende dreißig, bemerkte zum Beispiel entsetzt eine Autorin des Online-Magazins »Edition F«.

Und in dem Artikel ging es nicht mal um Stringtangas oder Bustiers, sondern schlicht um kurze Röcke oder Hosen. ○

Modisch betrachtet scheint das mittlere Alter also noch mal eine Art Umdenken mit sich zu bringen. Was vorher noch ging und akzeptabel war, ist es offenbar irgendwann nicht mehr. Aber warum eigentlich? Wer bestimmt das? Und was lässt sich tun gegen diese weitere modische Verunsicherung? Eine nicht repräsentative Umfrage unter Freunden und Bekannten unterschiedlichen Alters förderte zwar keine einheitliche Meinung zum Thema zutage, aber doch die Erkenntnis, dass eigentlich alle eine Meinung zur Kleiderordnung im Midlife haben oder zumindest mal hatten. Bauchfrei: nein, Minirock: nein, Hotpants: nein, Shorts: ok. Unsere mittelalte, modisch sehr experimentierfreudige Kollegin Gesine zum Beispiel musste zugeben, dass sie selbst in jungen Jahren mit viel Argwohn auf Frauen in ihren Vierzigern guckte und sich damals fragte, ob bestimmte Outfits nicht zu »anzüglich« seien für das Alter und entsprechend würdelos. Eine weit verbreitete Ansicht, die auch eine Generation später immer noch reproduziert wird. Die Mittzwanzigerin Carla findet es jedenfalls auch nicht so passend, dass manche Mid-Menschen »verzweifelt versuchten, jung zu bleiben«. Der entblößendste Moment für sie in diesem Zusammenhang ist: Wenn sie eine junge Frau die Straße entlanglaufen sieht und denkt, »wie cool, was für ein tolles Outfit« – und sich diese dann als ältere Frau entpuppt. Die Modetheoretikerin Diana Weis machte uns in diesem Zusammenhang auf den schrecklichen Spruch: »Hinten Lyzeum, vorne Museum« aufmerksam, der auch schon ein paar Jahrzehnte auf dem Buckel haben dürfte.

Diana Weis, die zwar grundsätzlich der Meinung ist, dass in puncto Kleidung immer alles möglich sein sollte, bedauert allerdings auch, dass sich Frauen im Midlife oft eher jugendlich, mit verwaschenen Jeans, Sweatshirts und Turnschuhen ausstatten, anstatt auch mal »was Schönes oder Elegantes« in Erwägung zu ziehen.

Nun kann man natürlich einwerfen, dass das »Schöne und Elegante« immer schon Ansichtssache war. Und dass es durchaus eine Errungenschaft sozialer Bewegungen ist, dass der Dresscode heute weniger strikt ausgelegt wird als in den Jahrhunderten zuvor, in denen Kleidung immer eng an den sozialen Status ihrer Träger*innen gebunden war. Das Vortäuschen der Zugehörigkeit zu einer bestimmten Klasse stand da in vielen Ländern sogar unter Strafe und wurde verfolgt, wie es schön nachzulesen ist in Richard Thompson Fords Buch »Dresscodes. How the Laws of Fashion Made History«. Heute hingegen, wo wir von den Vorkämpferinnen der Frauenbewegung profitieren und mehr oder weniger tragen können, was wir wollen – inklusive der rein aufs Praktische ausgelegten Kleidung –, da beschränken und zensieren wir uns (und dahin zielt auch Diana Weis' Beobachtung) ab einem gewissen Alter gerne selbst in der Vielfalt möglicher Outfits. Nur warum bloß?

Frauen sind – obwohl sich hier zum Glück eine Menge getan hat – ungnädig mit sich selbst und anderen. Die Frage »Geht das noch?« mag in einem bestimmten Alter akuter werden, aber sie beschäftigt Frauen aller Klassen und Schichten oft ein ganzes Leben lang. Nicht nur befreundete Mid-Menschen zählen Körperteile auf, die sie nicht mehr so gerne zur Schau stellen wie Oberarme, Dekolleté oder Knie (!), auch jüngere Frauen finden ihre Körper oft nicht schön genug und beginnen damit, »Problemzonen« zu bearbeiten und zu kaschieren. Was Simone de Beauvoir vor mehr als siebzig Jahren zum »anderen Geschlecht« schrieb, gilt zum Teil eben immer noch: Die Entfremdung vom eigenen Körper ist das Ergebnis patriarchaler Strukturen, in denen Mädchen schon in jungen Jahren lernen, ihren Körper und seine Funktionen als etwas Tabubehaftetes wahrzunehmen. Statt als Instrument, mit dem sie sich ausdrücken können oder die Welt erfahren, wird der weibliche Körper zum Objekt sexueller und ästhetischer Projektionen von außen. Und in diesem Außen sitzen eben nach wie vor eine Menge imaginärer oder realer Zuschauer*innen: Nicht nur Männer, Influencer*innen oder die zynischen Produzenten von Germany's Next Topmodel, die vorgaukeln, wie man als Frau wirklich etwas aus sich macht, sondern häufig die eigenen Mütter und Großmütter mit ihren heteronormativen Vorstellungen dessen, was eine attraktive Frau ist und wie sie sich zu kleiden hat. Wo emanzipatorische Gedanken nicht Fuß gefasst haben, verschleppen sich so Vorstellungen über Jahrzehnte in die nächste Generation, und man wird sie nur schwer wieder los. Auch wenn es natürlich eine große Hilfe ist, dass die Mode- und auch die Instagram-Welt dank bodypositivem Aktivismus inzwischen zumindest äußerlich deutlich diverser ist in ihren Idealbildern, als sie es mal war.

»Wobei es auch nichts bringt, wenn bei GNTM eine einzige Kandidatin als ›curvy‹ bezeichnet wird, und die dann so eine Figur hat wie ich oder Modelabels extra ›Plus Size‹-Kollektionen herausbringen, die dann genauso heißen«, sagt unsere 23-jährige Freundin Selma: »Die Frau mit etwas mehr Gewicht bleibt die Außenseiterin unter den Schlanken, diejenige, die sich mit ihren Pfunden anders fühlt, nämlich curvy und Plus Size.« Es ist die, die nicht in die ganz kleinen Größen reinpasst und somit nicht geschafft hat, was die Mutter ihr versucht hat, klarzumachen: »Leichter ist's, wenn man leichter ist«, hörte auch Selmas Freundin Amrei von ihrer Mutter häufig in der Pubertät. »Ich sollte aufpassen, dass ich nicht noch mehr zunehme. Ich trage immer noch selten Trägertops, weil meine Mutter gesagt hat, meine Oberarme seien zu dick.« Selmas Großmutter beargwöhnt bis heute den Körper ihrer erwachsenen Enkelin. »Suchst du nicht einen Freund«, fragte sie kürzlich. »Warum, Oma?« – »Na, mit deinem Bauch?!« Sie wollen ja nur das Beste für uns, versucht Selma die Äußerungen zu rechtfertigen. »Und das Beste ist eben eine schlanke Frau, deren Körper für Fitness und gesunde Ernährung steht.«

Zwischen Selbstkasteiung und Selbstoptimierung

Es ist eine merkwürdige Mischung aus Selbstkasteiung und Selbstoptimierung, deren Saat eben sehr früh gelegt wird, meint Freundin Stefka, die in unserem Alter ist und sich noch immer an die Warnungen ihrer Mutter erinnert, als sie Jugendliche war. Auch da ging es ums Körperfett. »Während die Großmutter mit ihren Kriegserfahrungen immer sagte: ›Du hast ja gar nichts auf den Rippen!‹, wollte meine Mutter partout keine dicken Kinder haben.« Dass die beste Freundin der Mutter dieser dann auch noch ans Herz legte, sie solle auf das Gewicht ihres Kindes achten, »weil man das nie wieder los wird«, und die Mutter der Tochter das auch noch erzählte, empfand Stefka als richtigen Schock. Die Freundin der Mutter war ein Mensch, den sie sehr mochte und von dem sie sich in diesem Moment nicht gesehen fühlte. »Ich denke bis heute immer, ich bin zu dick, und gleichzeitig ärgere ich mich, dass ich mich damit überhaupt befasse. Ständig vergleiche ich mich mit anderen und frage mich: ›Passe ich da noch rein, oder quillt das oben über?‹«

● Meine eigene Mutter kritisierte meinen Körper nie. Und sie hatte auch kein Problem damit, dass ich als fußballspielender Tomboy heranwuchs, ein Mädchen, das andere für einen Jungen hielten. Sie kommentierte zwar mein Outfit, verbunden mit dezenten Ratschlägen, was mir vielleicht noch besser stehen würde, ich empfand es aber damals nicht als Kritik. Vielmehr hatte meine Mutter ein ausgesprochenes Faible für Kleidung und ihre Wirkung, interessierte sich sehr für Mode und mochte es elegant. Aber sie litt, solange ich denken kann, ebenso stark unter ihrem körperlichen Verfall. Kurzum: Das Sprechen über Äußeres, auch das Bewerten, nahm immer viel Raum ein, um Sexyness ging es dabei nie – eher im Gegenteil darum, bloß nicht aufreizend, anzüglich oder gar vulgär zu wirken. Zu ihrem 75. Geburtstag wünschte sie sich ausdrücklich, dass ich keine Netzstrümpfe trage, so wie ich es am siebzigsten getan hatte, und vor wenigen Monaten wies sie mich darauf hin, dass meine Nippel und tatsächlich auch ein kleines Bäuchlein durch das enge Strickkleid zu sehen sind. Ich fand diesen Fokus immer etwas übertrieben und investierte weit weniger Energie in mein Äußeres, aber ich beobachte in den letzten Jahren ähnliche Züge an mir selbst: Mit den Falten auf der Stirn und am Hals hadere ich, Arme und Bauch sind im Begriff, ihre Straffheit zu verlieren. Es ist vor allem die älter werdende Haut, die ich wenig wohlwollend betrachte. Dabei mag ich meinen Körper viel mehr als früher, würde den Ist-Zustand oder ehrlich gesagt besser den von vor fünf Jahren gerne einfrieren und habe mehr Freude an meiner Kleidung. Aber die Frage »Geht das noch?« stelle ich mir nicht – wahrscheinlich auch deshalb, weil ich nie Miniröcke oder Stringtangas am See getragen habe. Die Frage »Wie lange geht das noch?« hingegen schon. ●

»Ich frage mich, warum eine Mutter von zwei Kindern unbedingt einen Stringtanga tragen muss?« Selma dachte laut nach.

»Ist das für die Heranwachsenden nicht komisch, wenn ihre Mutter da halbnackt und total sexy am Strand liegt? Mir wäre das mit einer super freizügigen Mami unangenehm gewesen in dem Alter, wenn andere in ihr die sexy Frau mit ihren Reizen sehen.«

»Die Milf«, ergänzt Amrei.

»Und wäre das was anderes am FKK-Strand?«

»Na klar, da sind ja alle nackt!«

»Ich finde aber auch ein zu tiefes und zu gepushtes Dekolleté schwierig!«

In den Äußerungen klingt an, dass eine Frau, die Mutter ist, nicht zu stark mit ihren weiblichen Reizen spielen sollte, schon gar nicht, wenn die Kinder Heranwachsende sind. Sexualität gehört dieser Ansicht nach offenbar in eine andere Lebensphase und wird einer Frau im mittleren Alter gerade von den Jüngeren nicht mehr selbstverständlich zugestanden, obgleich sie selbst manchmal unter genau dieser zurechtweisenden Sicht leiden. »Wenn du etwas mehr Oberweite, mehr Bauch und mehr Po hast, erntest du Blicke im Freibad. Und die sind nicht nur schön.« Der gesellschaftliche Druck, meint Selma, laste auf der jüngeren Generation viel mehr als auf Frauen im Midlife. »Ich schau sie mir an und denke: Ihr dürft einen Bauch haben, ihr habt Kinder geboren, ihr seid dreißig Jahre älter als ich!« »Muss ich, wenn ich so alt bin, wirklich noch hübsch und sexy sein?«, fragt Carla. »Warum kann ich nicht einfach nur gemütlich sein?«

Man könnte den Menocore-Style, der vor ein paar Jahren stilprägend war, als ironischen Vorgriff auf gemütlichere Zeiten deuten: Junge Frauen, und bitte nur sie, bedienten sich am Kleidungsrepertoire ihrer Geschlechtsgenossinnen in den Wechseljahren – zumindest an dem, was man dafür hielt: Leinen, Satin oder Samt waren da dominante Materialien, man trug schwingende Midiröcke, locker sitzende Hosen und Schuhe mit Blockabsätzen. Es war ein Styling, bei dem vor allem der Tragekomfort wichtig war und es nicht in erster Linie darum ging, die Blicke auf sich zu ziehen oder »verzweifelt jung aussehen zu wollen«, wie es die Mitzwanzigerin Carla ja so unpassend für Mid-Menschen findet. Das Interessante an Carlas und auch Selmas Meinungen, die in diesem Fall ja einen Blick »von außen« spiegeln, ist, dass es für sie offenbar eher Zwang als Wunsch ist, »sexy zu sein«. Beide hoffen, sich solch auferlegten Dresscodes in einem gewissen Alter endlich entziehen zu können. Weil ihr eigener alltäglicher Schönheitswettbewerb längst als Belastung erlebt wird, verspüren sie und ihre Freundinnen offenbar eine gewisse Vorfreude auf eine Zeit, in der das Zurschaustellen des Körpers, so ihre Hoffnung, keine Rolle mehr spielt und auch nicht spielen sollte. Die Frage ist nur: Wird hier nicht etwas auf ältere Menschen projiziert, das diese wiederum als Zwang empfinden könnten? Auch jungen Menschen sollte es ja freistehen, zu entscheiden, ob sie ihren Körper betonen möchten oder ihn lieber verhüllen – für beide Ansinnen gibt es unterschiedliche Styles. Und es wird zu Recht erwartet, die individuelle Entscheidung junger Menschen nicht nur nicht zu kommentieren, sondern sie zu respektieren und vor allem keine Rückschlüsse aus der Kleidung auf die Motive der Träger*innen zu ziehen. Dasselbe Recht und dieselbe Freiheit sollte auch für Menschen höheren Alters gelten, oder hat die emanzipative Kleiderordnung etwa eine Altersbeschränkung?

Ein Hoch auf modische Selbstdarstellung

Mit der sich wandelnden Gesellschaft werden Kleider-Codes stets neu verhandelt und Grenzen, welche Kleidung sich für wen und unter welchen Umständen geziemt, immer wieder verschoben. Historisch kann man das an vielen Beispielen festmachen, an der »Trunk Hose« zum Beispiel, die im 16. Jahrhundert bei einigen Männern als schick galt: Männer waren damals modisch eh sehr viel umtriebiger als heute und mitunter auch gern in diesen ballonartigen Beinlingen unterwegs – obwohl diese Mode in England zum Teil als Störung der Ordnung empfunden und des Öfteren öffentlich bestraft wurde. In der florentinischen Renaissance-Ära wurde per Gesetz festgeschrieben, welcher Stand welche Kleidung tragen durfte. Afroamerikaner*innen war es im 18. Jahrhundert verboten, Kleidung zu tragen, die »oberhalb ihres Status« lag. Im 19. Jahrhundert durften es sich Männer dann bereits erlauben, über legerere Kleidung die Liberalisierung ihrer politischen Gesinnung zum Ausdruck zu bringen, Frauen aber waren noch in Reifröcken eingesperrt. Die Geschichten der Einschränkungen modischer Selbstbestimmtheit lassen sich endlos fortsetzen. Für die Bundesrepublik geben wir an dieser Stelle nur einen kurzen Einblick in das Jahr 1970, als Lenelotte von Bothmer es wagte, als erste Frau im Bundestag eine Rede im Hosenanzug zu halten. Männliche Abgeordnete sahen damals die Würde des ganzen Hauses in Gefahr. Die 54-Jährige wurde beschimpft und in anonymen Briefen »als würdeloses Weib« und als »keine Dame!« angegangen.

Schon der Blick ins Familienalbum beweist, dass wir modisch betrachtet in der alten Bundesrepublik aber auch einen weiten Weg zurückgelegt haben. In den meisten Fällen jedenfalls sieht das Outfit der Uroma in ihren mittleren Jahren doch ziemlich anders aus als das der Tochter, Enkelin und Urenkelin in ihren Vierzigern. Natürlich war das Angebot an Kleidern früher längst nicht so vielfältig und groß wie heute, aber was zu welchem Anlass getragen wurde, hatte eben auch viel mit dem sozialen Status und den Rechten von Frauen zu tun – und natürlich auch mit ihrem Alltag, der vor einem guten Jahrhundert vor allem durch das Großziehen von Kindern und keiner oder schlecht bezahlter Erwerbstätigkeit geprägt war. Mit fortschreitender Emanzipation wurde auch die Kleidung immer diverser. Dass sich eine gewisse Unsicherheit hält und mittelalte Frauen sich heute die »Geht das noch?«-Frage stellen, weist laut Modetheoretikerin Diana Weis aber darauf hin, dass das alte Rollenverständnis, nach dem weibliche Potenz und Attraktivität allein in der Fortpflanzungsfähigkeit begründet ist, längst noch nicht überwunden ist. Das Recht (und die Pflicht) auf modische Selbstdarstellung beginnt laut dieser Lesart mit der ersten Monatsblutung, schrumpft schon ein wenig mit der Mutterschaft und ist ganz vorbei, wenn die Menopause einsetzt und Fortpflanzung nicht mehr stattfinden kann. »Biologistischen Mist, den es zu überwinden gilt«, nennt Diana Weis diese Sichtweise. Und die Überwindung gelingt tatsächlich ganz gut, indem man einfach damit aufhört, die Kleidung erwachsener Menschen danach zu beurteilen, ob etwas adäquat ist für ein bestimmtes Alter oder nicht. Was nicht bedeutet, gar nicht mehr hinzuschauen.

»Ich habe tatsächlich dieses Bild einer Frau mit Wallergewändern im Kopf, die einen viel zu kleinen Rucksack trägt.« Empirisch lässt sich das Midlife-Klischee unserer Freundin Andrea natürlich nicht belegen. Aber es deckt sich mit der Beobachtung, dass Frauen mit zunehmendem Alter gewisse Körperteile einfach verhüllen. Die durch das Leben veränderten Körperzonen – das Bäuchlein, die Cellulitis am Oberschenkel, die nicht mehr ganz so straffe Brust –, sie werden zusammengequetscht, gepusht oder eben kaschiert, weil sie als nicht mehr »zumutbar« empfunden werden (diesen Ausdruck benutzte tatsächlich die Mutter einer Freundin aus Jugendzeiten, die nur noch abends an den Strand ging, um andere Menschen nicht mit ihrem Körper zu »belästigen«). Und als wäre diese Selbstbeschränkung nicht genug, wurden für viele Körperteile auch entsprechend despektierliche Begriffe entwickelt. Da gibt es die »Hängebrust«, den »Winkearm« oder das »Muffin Top«. Hat man nicht den Mut oder das Selbstbewusstsein, hier in die Offensive zu gehen und mit viel Trotz dem jugendlichen Schönheitsideal einen mittelalten Körper entgegenzusetzen, scheint das »Wallergewand« in der Tat eine bequeme Option.

Wege aus der Entfremdung

Wallende Gewänder können natürlich auch toll aussehen, und nur weil unsere Freundin Andrea sie nicht mag, heißt das selbstverständlich nicht, dass ihre Trägerinnen diese nicht selbst mit großem Stilbewusstsein ausgewählt hätten.

Das Ergebnis einer solchen Kleidungsstrategie ist aber, dass der alternde weibliche Körper zunehmend aus dem öffentlichen Raum verschwindet und Frauen damit zur viel beklagten »Unsichtbarkeit« selbst einen Teil beitragen. Vor allem für gleichaltrige Männer sei die Frau in den Wechseljahren ein »Hindernis, grau wie der Einkaufskorb, ein Zwischending«, schreibt die Autorin Ulrike Draesner in ihrem autobiographischen Buch »Eine Frau wird älter«. Und die Taz-Kolumnistin Barbara Dribusch diagnostiziert: Frauen ab vierzig leiden neben anderen Mangelerscheinungen auch unter »Blickmangel«.

Natürlich kann man auch hier argumentieren, dass der Blickmangel gewünscht ist, sich Frauen ganz bewusst der Objektivierung und Sexualisierung entziehen. Und in der Tat kann das auch ein Schritt in Richtung Freiheit sein. In ihrem viel beachteten Essay »Visuelle Lust und narratives Kino« beschreibt die Filmtheoretikerin Laura Mulvey, wie prägend der »male gaze« im Mainstreamkino der Vergangenheit war. Er führte dazu, dass weibliche Charaktere stark auf eine visuelle und erotische Ausstrahlung zugeschnitten wurden. Der Wunsch, »angesehen zu werden«, wurde in der Konsequenz lange Zeit mit Weiblichkeit gleichgesetzt. Sich dieser Erwartungshaltung zu entziehen, hat also durchaus emanzipatorisches Potenzial. Wenn der Wunsch, den Körper zu verhüllen, allerdings einem Gefühl der Scham entspringt, dann reproduziert er diese Erwartungshaltung. Tricky.

Viele Frauen in den mittleren Jahren denken, sie verdienen es nicht, angesehen zu werden, so Diana Weis. »Es ist ihnen unangenehm, weil sie sich unwohl fühlen in ihrer Haut. Weil sich ihr Körper verändert und sie diese Veränderungen nicht als etwas wahrnehmen, was man gerne feiern und irgendwie schön verpacken möchte.« Womit das vermeintlich abnehmende Interesse an Mode, das Diana Weis bei vielen Frauen im Midlife beobachtet, nur ein weiterer Ausdruck von Bodyshame wäre. Denn Scham stellt sich dann ein, wenn man die realen oder vorgestellten negativen Blicke anderer verinnerlicht. Und wenn man, wie es Ulrike Draesner schreibt, als mittelalte Frau nun das Gefühl hat, weder alt noch »gewollt jung« aussehen zu dürfen, dann wirkt das mitunter wie ein Verstärker dieser Scham.

Die gute Nachricht ist: Es gibt Wege aus diesem Teufelskreis der Entfremdung. Einer könnte tatsächlich über die Mode selbst gehen.

Statt dass sich Frauen für einen Kleidungsstil entscheiden, der so wirkt, »als trügen sie einfach die Klamotten ihrer mittlerweile gleich großen Kinder auf – Turnschuhe, ausgewaschene Jeans, irgendein Pullover drüber, fertig«, könnten sie sich zum Beispiel auch mal ausgefallenere und auch auffälligere Outfits zulegen, über mehr Ressourcen als in jungen Jahren verfügen sie ja meist im Midlife. Diana Weis, für die Kleidung immer auch eine Form von Höflichkeit ist, würde die modischen Spielereien dabei allerdings in gewissen Grenzen halten. Auch wenn das natürlich in den Bereich des persönlichen Geschmacks fällt, rät sie von offensichtlicher Teenager-Mode ab und hält auch das Zitieren von Stilepochen, die man schon in seiner Jugend mitgemacht hat, nur begrenzt für eine gute Idee. Und das ironische Brechen bestimmter Dresscodes – wie zum Beispiel der Menocore-Mode – ist für sie regelrecht ein No-Go, wenn man gerade in den Wechseljahren steckt. Mode hingegen, die eher in Richtung Kostüm geht, findet sie für mittelalte Frauen eine tolle Wahl. (Hier lohnt sich im Übrigen manchmal auch der Blick auf alte Fotos von Müttern, Großmüttern und Urgroßmüttern in ihrem Midlife. In Sachen Kleidung steckten sie zwar durchaus in einem Korsett aus Normen und Notwendigkeiten, in Sachen Eleganz hatten sie uns mitunter aber durchaus etwas voraus).

Dresscode: Machen, was man will

Unsere inzwischen über vierzigjährige Freundin Gesine sieht das ein bisschen anders. Sie trägt zum Beispiel sehr gerne Turnschuhe. Sie würde aber nie einfach irgendwelche Turnschuhe tragen. Gesine ist modisch äußerst versiert, auch weil sie über Mode berichtet und ihre Schuhe wie auch ihre sonstige Kleidung immer sehr sorgfältig ausgewählt sind. Wir erinnern uns – Gesine war die Frau, die als Zwanzigjährige manches Outfit mittelalter Frauen zu »anzüg-

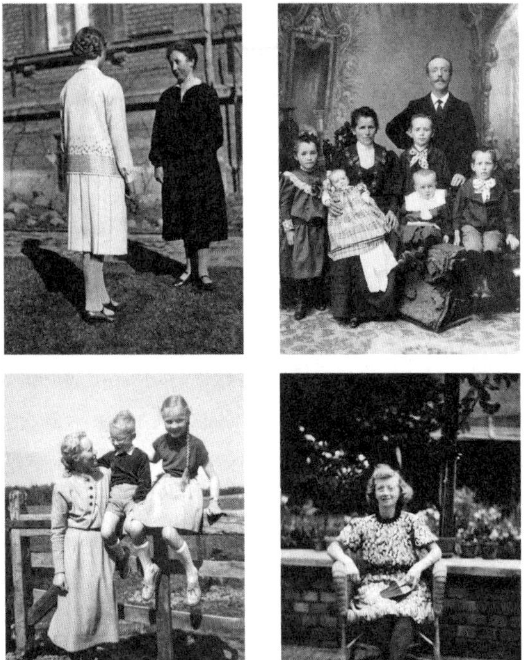

Frauen um die vierzig: Die Wirkung von Kleidungsstil und Haltung ist enorm, das haben Katja und Marietta auch beim Blick ins Familienalbum festgestellt. Hier ihre Urgroßmütter, Großmütter und Mütter (v. o. n. u.): Mal ganz in schwarz, mal elegant und hochgeschlossen, mal hippiesk bzw. selbstgeschneidert.

lich« fand. Inzwischen sind ihr solche Beurteilungen fremd. »Ich trage gerne Kleider, die nicht nullachtfünfzehn sind«, sagt sie. Gesines Kleidung ist bunt und verspielt und auffällig. Der einzige Hinweis, den sie Frauen heute noch mit auf den Weg geben würde, lautet: »Es ist gut, zu wissen, was einem steht und welche Größe man trägt, und auch zugeben zu können, dass es vielleicht nicht Größe 36 ist, sondern eher die 40.« Ein gutes Stilempfinden sei auch wichtig, dann könne man eigentlich alles machen. Wie findet man seinen Stil? Indem man ihn »fühlt«. Gesine sagt: »Diese Selbstsicherheit, die kommt tatsächlich durchs Alter. Man muss erst mal diesen Peace of Mind bekommen zu sagen: ›Ich bin älter geworden, aber ich bin auch echt um einiges cooler geworden. Also mach ich, was ich will.‹« Dass Gesines modisches Selbstbewusstsein mit dem Alter gewachsen ist, hat auch damit zu tun, dass sie insgesamt zufriedener ist mit sich selbst. Mehr Zufriedenheit (leicht gesagt) ist im Übrigen ein anderer Weg aus dem Teufelskreis der physischen und modischen Verunsicherung, oder um mit der Philosophin Céline Leboeuf noch einen Schritt weiter zu gehen: Pride – also Stolz.

In ihrem Text »What Is Body Positivity? The Path from Shame to Pride« nimmt Leboeuf die Kritik an der Body-Positivity-Bewegung als zu oberflächlich auf und setzt der Bodyshame den Begriff der Body Pride entgegen. In Anlehnung an den Stolz, der auch in dem Gay Pride Begriff steckt, versteht Leboeuf Body Pride als ein Körpergefühl, das sich durchaus kultivieren lässt und sich aus unterschiedlichen Quellen speist – etwa dem Bewusstsein, Teil einer Bewegung zu sein, die sich für die Gleichberechtigung von Menschen mit unterschiedlichen Körpern und unterschiedlichen körperlichen Bedürfnissen und Wünschen einsetzt. Eine andere Quelle von Body Pride könne die Freude über die Gefühle sein, die einem der eigene Körper beschert, oder der Stolz auf die unterschiedlichen Fähigkeiten, die man mit dem eigenen Körper entwickelt hat.

Im Sport oder bei anderen physischen Aktivitäten. Dass Menschen ihre unterschiedlichen Körper dann auch unterschiedlich schmücken und zur Schau stellen, ist in der Lesart von Leboeuf fast ein Nebenprodukt von Body Pride. Und dieses Schmücken sollte dann selbstverständlich nicht nur so wenig wie möglich eingeschränkt sein, sondern man könnte es ja auch regelrecht zelebrieren!

Hier – zurück an der Oberfläche – lautet dann zumindest eine gute Nachricht für mittelalte Menschen mit unterschiedlichen Körpern, dass die großen Modehäuser sie inzwischen nicht nur als Kund*innen ernst nehmen, sondern auch als Vorbilder entdeckt haben. Hieß es früher noch, mit dreißig sei die Modelkarriere beendet, sieht man inzwischen immer häufiger Frauen jenseits der vierzig auf dem Laufsteg oder auf dem Cover von Modemagazinen. Es ist wie mit den Plus-Size-Models – sie sind nach wie vor die Ausnahme, aber ihre Sichtbarkeit nimmt zu.

Man kann sich vorstellen, dass diese Entwicklung auch deswegen gedeihen wird, weil Frauen über immer mehr Macht verfügen. Sie verdienen mehr Geld und sind besser ausgebildet als jemals zuvor. Und das wird sich zunehmend in ihrem modischen Selbstbewusstsein spiegeln. Denn wenn man bedenkt, dass zumindest in der BRD bis in die späten 1970er Jahre hinein Frauen nicht berufstätig werden durften, wenn die Ehemänner das nicht wollten, kann man sich ausmalen, was es damals für das Selbstbewusstsein, aber auch das modische Auftreten bedeutete, wenn sie in eine Lebensphase eintraten, in der sie ihre angeblich »besten Jahre« schon hinter sich hatten. Heute ist die Situation zum Glück eine andere – es wird also hoffentlich noch viel diverser und noch ein bisschen exzentrischer werden auf dem Laufsteg und auf den Straßen. Bis es soweit ist, kann der große Auftritt immerhin schon mal geübt werden.

○ Ich kaufe – auch weil mein Budget es nicht anders zulässt – eigentlich gerne Kleidung, die zu unterschiedlichen Anlässen passt.

Viele Teile sind daher eher klassisch, praktisch und die Farben dezent. Ich lege Wert auf Langlebigkeit, Schnitte, die zu meinem Körper passen. Ich liebe Oberteile, durch die stellenweise die Haut ein bisschen durchschimmert, weil sie kleine Löcher haben oder Cut-Outs, weil sie stellenweise leicht transparent sind. Aber damit hat sich die Extravaganz in meinem Alltag auch schon erledigt. Ich fordere mich aber des Öfteren ganz bewusst heraus, trage gezielt Dinge, bei denen meine innere Stimme schon fragt »Geht das noch?«. Den oben erwähnten Bikini zum Beispiel. Ich hab' ihn tatsächlich mitgenommen in meinen letzten Urlaub in Griechenland. An der winzigen Bucht, die wir täglich aufsuchten, verbrachten auch einige Italiener*innen ihre Ferien. Niemand trug hier einen Badeanzug. Unabhängig von ihrer Statur ließen die Frauen (auch in Anwesenheit ihrer Kinder) in knappen Bikinis möglichst viele Partien ihres Körpers in der Sonne bräunen, sie schienen das Schwimmen im Meer mit möglichst wenig Kleidung sichtlich zu genießen und wirkten nicht sonderlich besorgt darum, Alterserscheinungen ihrer Körper zu verbergen. In diesem Umfeld fiel mein Bikini kaum weiter auf. Dass ich ihn trotzdem nur einmal trug, hatte mit dem Material und den komplizierten Schnüren zu tun. Im Wasser wurde der Stoff zu schwer, die Knoten mussten ständig nachjustiert werden, und bis ich das Oberteil anhatte, verging jedes Mal eine Viertelstunde. Ich trage das Top nun aber tatsächlich manchmal zum Tanzen, zu einer Shorts oder einer langen Hose. Um auch das Unterteil auszuführen, hat mein Mut bislang nicht gereicht, aber ich arbeite dran und bin dankbar dafür, dass es in Berlin Orte und Räume gibt, die diese Art von Bemühungen durchaus wertschätzen. In denen ein experimenteller Dresscode ausdrücklich erwünscht ist und Alter keine Rolle spielt, solange man sich nicht selbst zu sehr damit identifiziert: In den queeren Clubs, in denen es viel zu warm ist, um sich zu verhüllen, wird eh eine Menge toleriert. Hier mit der eigenen Kleidung immer mal wieder eigene

Grenzen zu überwinden, trägt durchaus dazu bei, mehr Gelassenheit in diesen Fragen zu entwickeln. ○

Übrigens lohnt beim Thema »Geht das noch?« sowieso ein Blick in die queere Kultur, wo das Spiel mit heteronormativen Gendervorstellungen sich schon immer auch in der Kleidung widergespiegelt hat: im Crossdressing, bei Transvestiten, am oder auch im Butch Style – wobei der Begriff »Style« hier verfänglich ist, handelt es sich doch um eine Haltung, eine Subkultur. Lange bevor über Non-Binarität und Genderidentitäten diskutiert wurde, pflegte die Butch-Lesbe ein traditionelles Bild von Männlichkeit in ihrem eigenen weiblichen Körper. Und sie trug dies mit einem typisch männlichen Outfit nach außen: Kurzhaarschnitt mit scharfem Scheitel, Jeans und T-Shirt, Holzfällerhemd, Anzug, Krawatte. Die Butch kann hemdsärmelig daherkommen, aber auch elegant-dandyhaft. Mit ihrem Äußeren betont sie die Sichtbarkeit als lesbische Frau, und in ihrem androgynen, bisweilen machohaften Habitus liegt genau die sexuelle Attraktion, die ihr in einer heteronormativen Gesellschaft häufig abgesprochen wird. »Butches sehen aus wie die Lesben, vor denen Mütter ihre Töchter meistens warnen«, sagt die Journalistin Manuela Kay. Da sind sie wieder, die Mütter. Jenseits dessen zeigt sich hier einmal mehr, dass Sexyness im Auge der Betrachterin liegt.

Aktuell sind es interessanterweise jüngere Männer, die sich modisch mit klassischen Attributen von Weiblichkeit ausstatten und so die vorhandenen Normen brechen: Make-up, lackierte Fingernägel, Nylonstrumpfhosen, körperbetonte hautenge Oberteile. Ob es sich um einen Ausdruck der eigenen sexuellen Orientierung handelt oder nur ein Bekenntnis zur Genderfluidität, spielt keine Rolle. Alles ist möglich, und die Freude an der Irritation so groß, dass sie allmählich in den urbanen Mainstream schwappt. Und dass es nicht mehr nur die Frauen sind, die um den modischen Ausdruck ihrer eigenen Identität, Zugehörigkeit oder Unabhängigkeit ringen, ist ein großer Fortschritt. Insofern war der gesellschaftliche Nährboden für selbstbestimmte Be- und Entkleidung nie zuvor größer als heute – es muss nur noch bei den Menschen im Midlife ankommen, dann hat sich die Frage »Geht das noch?« vielleicht wirklich bald erübrigt.

Middlesex

Verliebt, verspielt, verlernt

»Ich glaube, ich melde mich jetzt mal bei Tinder an.«

»Echt?! Ich bin grad dabei, davon loszukommen …«

»Warum? Du hast doch einige Frauen kennengelernt! Zeig mal, wie das überhaupt aussieht!«

»Hier, bitteschön. Aber was willsten DU da?«

»Bei Tinder? Kann man da auch jemanden finden für einen Dreier?«

»Für einen Dreier musst du eher zu Feeld gehen, da sind die Explorativen, wie du immer sagst!«

»Feeld. Das hab' ich noch nie gehört. Zeig mal!«

»Hier, bitteschön. Hauptsache kinky, BDSM, Dreier, Vierer, Fünfer. Da findest du alles, was das Herz begehrt.«

»Aha. Krass, wie die sich inszenieren.«

»Mir ist das irgendwie zu sex-positiv. Diese tausend Schubladen mit sexuellen Vorlieben, damit kann ich nix anfangen.«

»Ich dachte, die Sexpositiven sind alle bei OkCupid? – Die sieht doch ganz süß aus! Ich like die mal, ok?«

»Ja, mach! Ich lagere das momentan sowieso an Freundinnen aus, das Swipen.«

»Dann bin ich jetzt deine Matchmakerin. Was hast du überhaupt für ein Alter angegeben?«

»Mein echtes.«

»Waaas?!«

»Meine Mitbewohnerin hat mir jetzt Bumble empfohlen. Das soll viel besser sein. Die hat da über 3000 Likes.«

»Was?!«

»Ja, die ist jung, hübsch und hetero.«

»Also wie gesagt, mir empfehlen alle OkCupid.«

»Mein Gefühl ist, bei OkCupid meinen sie es ernster. Da geht es um mehr als nur um Sex. Mit viel Textanteil.«

»Guck mal, die ist doch süß – und die hat dich geliked. Was steht da? Bi-neugierig.«

»Aber OkCupid gehört ja inzwischen auch Tinder ...«

»Die hier wisch ich nach links. Du, das macht Spaß!«

»Es ist irgendwie eklig. Wie eine Sucht. Siehst du, du bist auch schon infiziert!«

»Weg – ich mach sie alle weg, hahaha! Hier, die like ich für dich. Die triffst du mal.«

»Halt, die wollen einen Dreier! Den will ich nicht!«

»Oh nein!«

»Was ist los?!«

»Was ist das denn? Alles aufgebraucht! Ich hab sie alle durch! War's das wirklich?! Das kann doch nicht sein!«

● Wir saßen in meiner Küche und alberten herum. Katja war gerade dabei, in die Welt der Datingportale einzusteigen. Ich dagegen, gut zwei Jahre, nachdem ich mich auf verschiedenen Plattformen angemeldet hatte und phasenweise aktiv war, hatte die Nase voll. Keine Lust mehr auf schnell wechselnde sexuelle Abenteuer, keine Lust mehr auf die Abschiede, die – obgleich die Begegnungen nur von kurzer Dauer waren – immer auch ein bisschen wehtaten. Eher könnte jetzt mal wieder etwas Großes passieren. Etwas, das in die Zukunft weist. Dabei hatte ich eine aufregende Zeit hinter mir, in der ich mich und meinen Körper noch mal ganz neu kennen- und auch lieben gelernt hatte.

Verführung und verführt werden – alles schien so leicht ohne die großen Gefühle. Man begegnete sich, man war sich nah, man genoss es, man tat sich gut. Und man sprach über Sex, ohne dass es kompliziert wurde, denn man erwartete ja erst mal nichts. Die Datingportale waren der Türöffner – mal trafen wir uns nach fünf Sätzen, mal blieb es bei einem Spaziergang, mal telefonierte ich wochenlang vor der ersten Begegnung, einmal wurde etwas Längeres daraus. Meistens aber nicht. Ich war sex-driven, suchte den Kick und fand Gleichgesinnte. Ich sprach auch sehr viel darüber, das war neu, und merkte allmählich, dass sich in meinem Freundes- und Kollegenkreis kleine Zirkel bildeten, in denen wir den Sex Talk pflegten. Die Tür zum Nachbarbüro wurde dann geschlossen. »Und?!« Augenzwinkern, die Stimme diskret gesenkt. Es war herrlich befreiend, es war infantil und erwachsen zugleich, es war albern, manchmal traurig und niemals peinlich. »Es ist verrückt, aber mein Leben lang habe ich darüber nie gesprochen«, hieß es manchmal. »Wie bescheuert.« ●

Keine Lust?

Auch im Midlife ist es alles andere als selbstverständlich, über Sex zu sprechen. Mit wem kann man das überhaupt? Wie fängt man da an? Oder sollte man es einfach lassen? Man muss doch nicht über alles reden! Wenn überhaupt, sind es gewöhnlich sehr enge Freund*innen, die sich für diese intimen Gespräche eignen. Oder eben Menschen, die von selbst gern und offenherzig aus ihrem Sexleben berichten. Viele schweigen allerdings, weswegen private Umfragen selten ergiebig sind. Was man dabei gewinnen kann, ist immerhin ein Eindruck, zwischen welchen Polen Sex im Midlife – oder, wie wir es frei nach Jeffrey Eugenides gerne nennen: Middlesex – Form annehmen kann. Vereinfacht lässt sich sagen: Im Midlife gibt es Menschen mit Sex und solche ohne – so wie in allen anderen Altersgruppen ab der Adoleszenz aufwärts auch. Der Unterschied ist allerdings der, dass die Gruppe der Menschen ohne Sex im Midlife größer wird und zu ihr auch viele Menschen gehören, die früher regelmäßig und gerne Sex hatten. Woher kommt diese zunehmende Abstinenz, und was machen die Leute mit Sex anders und ist das besser?

Mit dem Beziehungsstatus scheint das Sexleben im Midlife auf den ersten Blick nicht so viel zu tun zu haben. In unserem Bekannten- und Freundeskreis haben sowohl unter den Singles als auch unter den verpaarten Menschen einige ein Sexleben und andere nicht. Bei den Paaren berichten vor allem solche, die schon lange zusammen sind, davon, dass Sex aus ihrer Beziehung völlig verschwunden ist. Bei manchen schlich er sich leise hinaus, bei anderen gab es einen Einschnitt durch die Geburt von Kindern. Für manche ist die Abwesenheit von Sex auch vollkommen in Ordnung. Sie winken beim Thema ab, als wären sie längst darüber hinweg. Andere reagieren wie auf etwas lange Verdrängtes: »O je, da sprichst du etwas an, um das wir uns auch mal wieder kümmern müssten. Aber es ist einfach kompliziert, und eigentlich war es das auch immer.«

Sex: eigentlich positiv

Dann gibt es aber auch die Aktiven am anderen Ende der Sex-Skala, diejenigen, für die Sex nicht etwas Beiläufiges oder Unwichtiges ist, sondern etwas, das sie praktizieren wie Yoga oder Schwimmen und an dessen stetiger Gestaltung sie auch arbeiten: Die Sexpositiven – es sind gefühlt deutlich weniger als die »Sexlosen« –, sie tummeln sich in urbanen Räumen, wie Micha Stella zum Beispiel, die sich als bisexuell bezeichnet und schon immer sehr explorativ unterwegs war. Sie sagt, die sexpositive Szene sei eine tabufreie Zone, in der man mit Gleichgesinnten alles ausprobieren könne. Und unter diesen Gleichgesinnten sind eben durchaus auch Mid-Menschen, die an Orten, wo Körperforschung und sexuelle Kultur großgeschrieben wird, neue Praktiken erlernen und Austausch finden.

Sicher ist der offensive Zugang in der sexpositiven Szene noch ein randständiges Phänomen. Aber Mittel und Wege, um außerhalb von Liebesbeziehungen auszuleben, was nicht oder nicht mehr möglich scheint, gab es ja schon immer. Die Frage ist, warum solche Möglichkeiten nicht häufiger genutzt werden – vor allem in der Mitte des Lebens, in der sich in Liebesdingen die Aufregung schon ein wenig gelegt hat, was ja auch eine größere Gelassenheit und Offenheit mit sich bringen könnte. Warum lässt das Interesse an Sex in den mittleren Jahren insgesamt aber eher nach? Und was ist los in diesen langen Beziehungen, das es so schwierig macht, die sexuelle Spannung aufrechtzuerhalten?

Die Zahlen und wissenschaftlichen Belege für das Phänomen Sex-Frust sind dürftig, vor allem aber ambivalent und auch in ihrer absoluten Form mit etwas Vorsicht zu genießen. Zum Beispiel: Durchschnittlich viermal im Monat haben Menschen auch in Langzeitbeziehungen noch Sex – eine Zahl, die wir eigentlich sofort wieder streichen möchten, denn erstens, was hilft diese Orientierung an einer »Norm«, die möglicherweise so gar nicht existiert und allenfalls Leistungsdruck erzeugt? Und zweitens: Was sagen Zahlen über Qualität aus? Interessant an der Aussage ist allenfalls, dass es sich bei viermal Sex im Monat um einen verdächtig hohen Schnitt handelt angesichts der Unzufriedenheit, die Beziehungsmenschen gleichzeitig bekunden. So förderte 2005 eine Online-Befragung von 50.000 Teilnehmer*innen zutage, durchgeführt von Psycholog*innen der Georg-August-Universität in Göttingen, dass sexuelle Unzufriedenheit bei 49 Prozent der Befragten das Problem Nummer 1 in Partnerschaften ist. »Im Mittel nimmt die sexuelle Zufriedenheit in den ersten zehn Jahren der Partnerschaft kontinuierlich ab und erholt sich dann nie wieder«, so das Fazit.

Etwa zeitgleich veröffentlichte das Hamburger Institut für Sexualforschung den Report über »Spätmoderne Beziehungswelten«, in dem die Befragten ebenfalls Unzufriedenheit äußerten. Die

Forscher*innen stellten auch einen klaren Zusammenhang zwischen der Länge der Beziehung und der abnehmenden Sexfrequenz fest – fanden aber außerdem heraus, dass das Alter keine Rolle spielt bei der Frage, wie oft ein Paar Sex hat. »Der Effekt der Beziehungsdauer ist hochsignifikant, der Alterseffekt statistisch insignifikant«, heißt es in der Studie. Interessant für uns ist außerdem, dass die meisten etablierten Paare angaben, durch die gesunkenen Koitusfrequenzen nicht besonders beeinträchtigt zu sein.

Im Gegensatz zu den Ergebnissen der Göttinger Erhebung wird der Wert von langen Beziehungen und anderen Formen der Bindung deutlich hervorgehoben. Unter anderem konnten die Wissenschaftler*innen ermitteln, dass nur zwei (!) Prozent aller Beziehungen durch eine Sexaffäre in die Brüche gehen. Paare überwinden also offenbar lieber die Krisen, die durch solche Affären entstehen, als dass sie die bestehende Partnerschaft aufgeben – auch wenn es sexuelle Probleme gibt. Aber wenn das mit dem Sex in Langzeitbeziehungen nicht mehr so wichtig ist, stellt sich die Frage, wo die große sexuelle Unzufriedenheit herrührt? Und wieso ist der Schrecken dann so groß, wenn die Libido plötzlich wieder erwacht – meistens leider, wenn jemand anderes in die Beziehung grätscht? War da doch noch etwas, das tief vergraben in uns schlummerte, das wir schon vergessen hatten?

Wenn nichts mehr läuft

»Sexuelle Frustration in Beziehungen setzt meistens bei der Familiengründung ein«, sagt die Paartherapeutin Karina Lins: »Da muss man aufpassen, dass man das Interesse nicht verliert.« Während Frauen oft erst mal in ihrer Mutterrolle aufgehen und keine Lust mehr haben, weil sie sich verletzt, unattraktiv und vor allem gestresst fühlen, wächst der sexuelle Frust vor allem bei Männern, sagt Karina Lins. Viele Paare legen sich dann immer öfter getrennt schlafen und ziehen es vor, die Nacht an der Seite des Kindes zu verbringen statt neben dem Partner oder der Partnerin.

○ Ich persönlich habe die Geburt meines ersten Kindes auch als einen Einschnitt erfahren, der die Lust auf Sex ganz sicher nicht befeuert hat. Klar, Geburten verlaufen höchst unterschiedlich, aber bei wem im Anschluss ein paar Wochen Wunden und Nähte verheilen müssen, sich Brüste entzünden und der Schlafmangel voll zuschlägt, ist mitunter froh, einfach mal einen Moment allein zu sein und seine Ruhe zu haben. Was einem auch niemand vor einer Geburt sagt, ist, dass Sex während der Stillzeit wehtun kann, weil die Vaginalhäute aufgrund des niedrigen Östrogenspiegels viel empfindlicher sind als vorher. Physisch ruckelt sich das alles natürlich irgendwann wieder zurecht. Aber es ist eine mehrere Monate dauernde Phase, die mitunter auch auf vielen anderen Ebenen Zündstoff mit sich bringt. Diese Zeit als Partner*innen gemeinsam durchzustehen, oft ohne die heilsame Wirkung von erfüllendem Sex, ist an sich schon eine Herausforderung. Verhärten sich hier die Fronten, verstetigt sich mitunter eine Lage, die dann – je nachdem, wann die Kinder auf die Welt kommen – eben auch die Mitte des Lebens stark prägen kann. ○

Freundin Christine zum Beispiel hat die Geburt ihres Kindes als das grundsätzliche Ende des Sexlebens in ihrer langjährigen Beziehung erlebt: »Erst habe ich mich geschämt, weil ich dachte, ich funktioniere nicht mehr. Ich fühlte mich versehrt. Mein Mann hat für das, was da passierte, auch keine Worte oder kein Gefühl gehabt. Und am Ende haben wir die Kurve nicht mehr gekriegt, was natürlich total traurig ist. Wir hatten uns irgendwie damit arrangiert, gelegentlich lustlosen, unbefriedigenden Sex zu haben und dann irgendwann gar keinen mehr, denn: Wer will schon schlechten Sex?«

So ähnlich, aber in etwas anderen Worten beschreibt die Sexarbeiterin Kristina Marlen die Misere des schlechten Gelegenheitssex in Langzeitbeziehungen: »Wenn Sex dann überhaupt noch stattfindet, ist er häufig unbewohnt«, sagt sie. Kristina Marlen hat diesen Eindruck aus den Beschreibungen ihrer Kund*innen, zu denen neben vielen Männern inzwischen auch immer mehr Frauen in den mittleren Jahren zählen. Darunter Mütter, die sich in ihrem Stress, Job, Familie, Freundeskreis und vielleicht noch ein Hobby unter einen Hut zu bringen, überhaupt nicht mehr als sexuelle Wesen wahrnehmen. Kristina Marlen arbeitet physisch mit ihnen. Denn, »es hilft ja nicht, ihnen zu sagen, fühl dich mal bitte anders. Je mehr ich sozusagen ins Spüren komme und verbunden bin mit meiner Lust, desto mehr wird das mein Bewusstsein bestimmen.« Kristina Marlen feiert die Körper ihrer Kund*innen und meint, dass sich diese so ihr sexuelles Selbstbewusstsein zurückerobern können.

Wege aus der Sex-Rezession

Wer den Sex aus seinem Leben und insbesondere aus der Langzeitbeziehung nicht verschwinden lassen will, muss aktiv dagegen vorgehen, sagt auch Paartherapeutin Karina Lins und rät, sich zum Sex zu verabreden und sich Zeit zu nehmen. »Wer wartet, dass die Lust kommt, wird vergeblich warten und die nächsten fünf Jahre zu zweit auf dem Sofa Netflix-Serien schauen.«

Eine Frage dürfte hier allerdings lauten: Zu welchem Sex verabreden wir uns hier eigentlich? Klar, er sollte nicht »schlecht« sein und auch nicht »unbewohnt«, aber Sex ist eben doch viel mehr als, wie eine Freundin immer sagt, »die klassischen Steckverbindungen«. Sich hier auf einen gemeinsamen Nenner zu einigen und gemeinsam neue Spielweisen auszuprobieren, setzt natürlich eine gute Kommunikation voraus, könnte mit den mittleren Jahren zumindest in heterosexuellen Beziehungen aber auch deshalb schwieriger werden, weil die sexuellen Bedürfnisse von Männern und Frauen mit zunehmendem Alter offenbar immer weiter auseinanderdriften. Zu diesem Ergebnis kamen jedenfalls dänische Wissenschaftler*innen 2019 bei einer großangelegten Studie zur Sexualität in der Gesellschaft. Unabhängig von der Familiengründung scheint es so, als sinke ab 35 das Interesse an Sex bei Frauen wesentlich schneller als bei Männern. Dass das biologische Geschlecht gerade beim Thema Sex so durchschlagen soll, rief nach Veröffentlichung der Studie sofort Kritiker*innen auf den Plan: Schließlich sei es fragwürdig, was Frauen angeboren ist und was sie im Laufe ihres Lebens gelernt hätten.

Ähnliche Kritik an Forschungsergebnissen gab es auch schon in den 1980er Jahren, als US-amerikanische Wissenschaftler*innen den Begriff des »Lesbian Bed Death« prägten (der inzwischen in mehreren Studien belegt, aber auch differenziert wurde): Bei lesbischen Paaren, kam damals heraus, würde die Sexflaute in Beziehungen noch schneller einsetzen, weil sie weniger sexuell aktiv als schwule Männer und heterosexuelle Männer und Frauen seien. Diese Unterschiede sieht auch die Sozialpsychologin Johanna Degen bestätigt, die zu Datingportalen forscht. Es gebe die Unterschiede, sagt sie, und Männer hätten einfach einen stärkeren Sex-Drive. Aus den Berichten ihrer lesbischen Klientinnen kann die Sexworkerin Kristina Marlen den Eindruck bestätigen, allerdings, wirft sie ein, sagten generelle Aussagen über den Sex-Drive nicht viel über das sexuelle Erleben aus. Aus eigener empirischer Beobachtung kommt sie zu dem Schluss, dass es neben den Kurven, die die Häufigkeit des Interesses an Sex oder die Intensität des Verlangens bei Männern und Frauen beschreiben, noch eine andere Kurve gibt – nämlich die des Lustempfindens. Und dieses, meint sie, ließe sich bei vielen Frauen mit dem Alter durchaus steigern – sofern sie daran Interesse hätten.

Es ist also komplizierter. Und ein gewisses Unbehagen Umfragen gegenüber scheint durchaus angebracht. Schließlich finden auch die besten Erhebungen immer in einem gesellschaftlichen Umfeld statt, das gerade im Bereich der Sexualität von unterschiedlichsten Bildern und Wertvorstellungen geprägt ist, die die Wahrnehmung der eigenen Sexualität stark beeinflussen und auch verzerren können. Eine Vielzahl von Studien zeigt zum Beispiel, dass das eigene Körperbild ein wichtiger Faktor in Bezug auf sexuelle Zufriedenheit ist. Unsicherheit über das Aussehen verstärkt die sexuelle Unzufriedenheit. Wenn wir uns also nicht für schön genug halten, kann das zu einer negativen Wahrnehmung der eigenen Sexualität führen, die mit dem Sex an sich erst mal gar nichts zu tun hat. Anders ist es bei der Wahrnehmung von Asexualität: Die wird als etwas Unnatürliches wahrgenommen und tabuisiert in einer Gesellschaft, die Sexualität per se als etwas Natürliches annimmt. Zufrieden damit zu sein, keinen Sex zu haben, ist mitunter also auch nur schwer zu vermitteln. Und als drittes Beispiel könnte der enorm gestiegene Pornokonsum erwähnt werden, der nachweislich Einfluss auf die Verbreitung und Normalisierung bestimmter Sexpraktiken hat, was zwar einerseits zu begrüßen ist, andererseits aber auch Druck erzeugen kann.

Sex und Gesellschaft oder Die Irrungen der Fuckability

Es ist mitunter also gar nicht so leicht, zu dem zu stehen, was man sich wünscht oder empfindet, weil es schnell als zu wenig oder zu viel oder als zu langweilig oder zu krass rüberkommen könnte. Für die Mid-Menschen kommt erschwerend hinzu, dass sie – und das betrifft vor allem Frauen – in Erzählungen über Sexualität in Film und Literatur deutlich weniger abgebildet werden als Jüngere. Lust scheint generell an blühende Jugend und straffe Körper gebunden, wenn man den Medien Glauben schenkt. Zwar hat sich in der Pornoindustrie inzwischen durchaus die »Milf« (»Mother I'd like to fuck«) als beliebtes Genre etabliert – eine sexbesessene Mutti, die einfach nicht genug kriegen kann und es mit jüngeren Liebhabern treibt. Sie schaffte es aus dem Porno sogar in die Popkultur bis auf das Shirt von Britney Spears. Allerdings sehen die Milfs im Porno auffällig jung aus und zeichnen sich lediglich dadurch als »Mutter« aus, dass sie ihre Liebhaber oft in größeren Häusern empfangen. Die Milf ist eine Phantasie. Solange es – ironisch gebrochen oder nicht – eine extra Schublade für die reife Frau mit ausgeprägter Libido gibt, fremdelt unsere Gesellschaft ganz offenbar mit ihr. Mit der bitteren Konsequenz, dass die begehrenswerte Frau ab einem bestimmten Alter einfach ausgedient hat.

Niemand hat es schöner auf den Punkt gebracht als Amy Schumer in ihrer Comedy-Episode »The last fuckable day«: Amy trifft bei einem Spaziergang zufällig ein paar berühmte Hollywood-Kolleginnen, die den »Last fuckable day« von einer von ihnen feiern, also den Moment, ab dem man in der Filmbranche nicht mehr auf die Rolle der begehrenswerten Frau gebucht wird. Wer hat entschieden, dass der jetzt gekommen ist, fragt sie erstaunt. Wie macht sich das bemerkbar? Und sind Männer irgendwann auch nicht mehr »fuckable«? Großes Gelächter, Prost!!, ein satter Rülpser, ein derber Furz. »Ich habe mich schon gewundert, dass ich in meinen Vierzigern noch als fuckable besetzt wurde«, lautet die amüsierte Antwort einer der Schauspielerinnen. Natürlich steht in diesem Sketch unausgesprochen auch die Frage im Raum, ob man sich als »fuckable woman« nicht zur Komplizin der bestehenden patriarchalen Strukturen macht, die einen irgendwann einfach aussortieren. Eine gute Frage.

Sexual Empowerment

»Das Altern an sich hat unverdient einen schlechten Ruf«, sagt die Sexworkerin Kristina Marlen, die bei ihren mittelalten Kund*innen durchaus eine tiefe Verunsicherung feststellt. Eine Scham, die eindeutig mit dem älter werdenden Körper zusammenhängt. Dieser Wahrnehmung, die das Ergebnis von zweifelhaften Beauty-Rankings und Vergleichen ist, versucht Marlen in ihrer Arbeit ein dickes »Scheiß drauf« zu entgegnen, indem sie vor allem Spaß und Spiel in der Sexualität kultiviert: Das Zelebrieren und das Spüren des eigenen Körpers – ganz egal, wie alt dieser ist – steht bei ihr im Vordergrund. Dabei sieht sie es durchaus als Chance der mittleren Jahre an, endlich über die Phase des Gefallen wollens hinwegzukommen und nicht mehr nur nach der Devise zu handeln, »es möglichst allen recht zu machen und dabei auch noch gut auszusehen«. Sie selbst hat dieses Denken offenbar erfolgreich abgelegt. Kristina Marlen nimmt ihr Sexleben jedenfalls als immer besser, profunder und verkörperter wahr, seit sie das 35. Lebensjahr überschritten hat.

Für Verdrossenheit aufgrund des Alters gibt es auch überhaupt keinen Grund: Zwischen vierzig und fünfzig, also in der Lebensphase, die uns hier besonders interessiert, erreicht die Vielfalt des Sexlebens ihren Höhepunkt, wie eine norwegische Studie belegt. Womit wir jetzt bei den sexuell Aktiven wären.

○ Bei meiner Freundin Micha Stella zum Beispiel: »Ich kenne meinen Körper inzwischen viel besser, und es kümmert mich auch immer weniger, was andere Leute denken«, sagt sie, die inzwischen selbst Kurse zu »Sexual Empowerment«, »Kreative Elternschaft« oder »Queer Bondage« anbietet. Micha Stella war es auch, über die ich vor knapp zehn Jahren überhaupt von der Existenz einer »sexpositiven Szene« in Berlin erfuhr. Dass es in der Stadt Clubs gab, in denen Sex zwischen Besucher*innen ausdrücklich willkommen war, das war mir zwar auch damals schon bekannt. Für seine Schwulensaunas, Swingerclubs, das Berghain oder den KitKat Club ist Berlin schließlich berühmt. Aber die alternative, sexpositive Szene, die sich in Räumen angesiedelt hatte, die auch mit anderen

Körperpraktiken wie Tanz oder Meditation, Yoga oder Massage assoziiert wurden, die war vor zehn Jahren gerade erst im Entstehen. Der Workshop, zu dem mich meine Freundin damals überredete, trug die Überschrift »Tantra und Contact Dance« und war eine Mischung aus verschiedenen Tanzimprovisationen und Massage-Übungen, die je nach Laune mehr oder weniger intim gestaltet werden konnten. Ich habe in diesem Workshop viel über meine eigenen Grenzen erfahren, vor allem habe ich aber viele (darunter sehr viele mittelalte) Menschen kennengelernt, die ihre Sexualität erforschten, wie andere Leute Kochkurse besuchen. Menschen, die mit allerhand Accessoires – Peitschen, Kerzen, Seilen, Messern – sehr virtuos ihr erotisches Spiel erweiterten und deren Verständnis von Sex weit über den Koitus als intimen Akt zwischen Liebespartner*innen hinausging.

Da war zum Beispiel Line, die bis Mitte dreißig ein erfülltes Sexleben in einer festen Beziehung hatte, sich dann aber nach der Trennung auf den Weg machte, außerhalb von Beziehungen ihre Sexualität zu erforschen. Zunächst auf einem Tantrafestival, was sie aber langweilte, dann bei Bondagekursen, wo sie japanische Fesseltechniken erlernte. Eintauchen in »the more fun stuff« nennt Line die Forschungsreise, die in ihren mittleren Jahren regelrecht Fahrt aufgenommen hat. Dass ihr Körper älter wird, spürt sie durchaus. »Es zwickt mitunter hier und da« – mit dem Erleben ihrer Sexualität habe das aber gar nichts zu tun. Sie hat im Gegenteil ähnlich wie Kristina Marlen das Gefühl, ihr Sexleben werde mit dem Alter immer besser. ○

In diesen oder ähnlichen Worten beschreiben es viele der oft bisexuellen Frauen und zumindest bi-neugierigen heterosexuellen Männer, die sich der sexpositiven Szene zugehörig fühlen. Einer Szene, die von Jahr zu Jahr größer wird und der es unter Anleitung von Tänzer*innen, Body- und Sexworker*innen und Therapeut*innen zu verdanken ist, dass so etwas wie die einst im japanischen

Sadomaso-Milieu verankerte Fesselkunst Shibari inzwischen ihre Anrüchigkeit verloren hat und auf dem Weg in den Hipster-Mainstream ist. Und wenn die bereits erwähnte norwegische Studie nun feststellt, dass die Vielfalt des Sexlebens heute im Alter zwischen vierzig und fünfzig ihren Höhepunkt erreicht, dann hat das mit Sicherheit auch mit dieser Szene zu tun. Männer haben laut dieser Studie im Übrigen eine stärkere Neigung zu Gruppensex, während das Interesse von Frauen in Richtung BDSM-Praktiken geht (wofür bemerkenswerterweise auch gern der enorme Erfolg von »50 Shades of Grey« herangezogen wird, einem Roman, der mit seinem Fokus auf einen einzigen liebenden Partner natürlich immer noch das »romantische Skript« bedient).

Aber wie auch immer man die sexuellen Vorlieben, die sich in den mittleren Jahren bei den sexuell Aktiven offenbar stark auszudifferenzieren scheinen, interpretieren mag, Micha Stella legt eigentlich all ihren Workshopteilnehmer*innen ans Herz, die Rollen auch immer mal wieder zu wechseln. In ihrem Workshop »girls with cocks« zum Beispiel weist sie Frauen in die Praxis der Penetration mit Strap-On ein. Das sei gerade für das Midlife und aufwärts eine großartige Erfahrung, meint sie. Es nehme den Leistungsdruck vom Mann und sei für die Frau durchaus empowernd.

Allerdings, lässt sich hier einwerfen, enthält die intensive Beschäftigung mit Sexpraktiken und dem eigenen sexuellen Erleben, losgelöst von der romantischen Beziehung, natürlich per se auch Elemente des Performativen und der Selbstoptimierung. Sich zu den »High-Performern« der sexpositiven Szene zählen zu können, hat auch immer etwas mit sozialer und kultureller Abgrenzung zu tun – zumal, wenn Harness, Seile und Dildo dann auch noch vegan, in Handarbeit und Niedrigauflage gefertigt sind. Wo es eigentlich das Ziel war, bestimmte Kategorien aufzuweichen, sich vom Gefühl des Nichtgenügens zu befreien und »ins Spüren zu kommen«, wie Kristina Marlen es nennt, geht es dann ganz schnell wieder um Distinktion. Das ist das Risiko. Die Chance liege, so bringt Kristina Marlen es auf den Punkt, darin: »Wenn ich weiß, wie ich mich fühle und was mir Spaß macht und wo ich Menschen finde, mit denen ich das zusammen feiern kann, dann erfährt mein Körper etwas, das er sich merken kann.« Und damit lassen sich Distinktionsgehabe und gängige Rules of attraction wiederum sehr gut überwinden.

Von bestimmten schwulen Milieus und deren lustvollem Umgang mit Vorlieben und Fetischen kann man sich ja auch viel abgucken. Bei unseren Freunden Jan und Oli spielt Sex jedenfalls auch nach mehr als fünfzehn Beziehungsjahren – sie sind sogar verheiratet – noch eine sehr große Rolle. Sexpartys, Cruising, Affären mit anderen Männern, das alles gehört zu ihrem Liebesleben dazu. Manchmal haben sie nur einmal Sex mit einer neuen Bekanntschaft, manchmal mehrfach, manchmal verschwindet der Sex, und aus der Begegnung wird eine Freundschaft. Über die Jahre ist so ein illustrer Freundes- und Bekanntenkreis entstanden. »Es geht nicht darum, dass man den eigenen Partner nicht mehr attraktiv findet, sondern auch noch mal eine andere Form von Sexualität ausleben kann; schließlich stehen ja nicht beide auf dieselben Sachen. Außerdem gibt's auch manchmal interessante Anregungen!« Einmal haben sich beide ungefähr zeitgleich in einen anderen Partner verliebt, sie sprachen offen darüber und kamen zu einer Klärung. »Natürlich kann man das nie ausschließen, aber ich habe keine Angst davor, weil ich ganz fest an unsere stabile Beziehung glaube.«

Das gewohnte Programm durchbrechen

Ob der ungezwungene spielerische Sex mit wechselnden Partnern parallel zur festen Beziehung auch jenseits der Männerbastion gelingen und Eifersucht ein für alle Mal entsorgt werden kann, bleibt die große Frage. In lesbischen Beziehungen jedenfalls trifft man das

Modell der offenen Liebe, von Fetisch und Sexpartys selten an, Hedonismus wird viel weniger offensiv nach außen getragen. Obgleich auch da einiges im Wandel ist: Auf den einschlägigen Datingplattformen gibt es nicht nur, aber inzwischen auch Interesse an unverbindlichem und experimentellem Sex, und anders als in der Heterowelt spielen Altersunterschiede kaum eine Rolle. Im Hetero-Bekanntenkreis mögen auch mal junge Männer ältere Frauen daten, doch in der Regel greifen weiterhin die uralten patriarchalen Muster: »Männer suchen nach jüngeren Frauen, und sie suchen auch keine besonders umtriebigen Frauen, denn wer leicht zu haben ist, wird abgewertet«, stellt Johanna Degen, die zu Datingportalen promoviert hat, in ihren Studien fest.

Mittelalte Männer gründen, wenn sie nicht (mehr) in Beziehungen stecken, auch gerne noch mal Familien mit deutlich jüngeren Frauen und wiederholen das Skript der gescheiterten Langzeitbeziehung unter anderen Vorzeichen. Der sexuelle Aufbruch, von dem wir hier eben noch berichteten, scheint die Mitte der Gesellschaft also eher nicht zu erreichen. Und man kann durchaus annehmen, dass die Ergebnisse, zu denen die Soziologin Eva Illouz in ihren Studien wiederholt kam, nach wie vor Gültigkeit haben: dass sich heterosexuelle Beziehungen durch die digitalen Formen der Anbahnung verstärkt nach marktwirtschaftlichen Prinzipien sortieren, bei denen Frauen am meisten zu verlieren haben.

Es gibt jedoch ein paar zarte Anzeichen dafür, dass ältere heterosexuelle Frauen, die nicht oder nicht mehr in einer festen Beziehung stecken, sich nicht quasi automatisch mit dem Ende ihres Sexlebens abfinden müssen. Der Familiensoziologe François Höpflinger zum Beispiel beobachtet in seinen biographischen Studien, dass sich viele Frauen, die sich bis dato als heterosexuell bezeichneten, in der zweiten Lebenshälfte mit Frauen zusammentun und enge, gleichgeschlechtliche Beziehungen eingehen, die in der Forschung bislang allerdings auf wenig Interesse gestoßen seien. Wie häufig diese

Bindungen nicht nur freundschaftlicher, sondern auch sexueller Natur sind, dazu gibt es deshalb auch keine verlässlichen Erhebungen. Höpflinger ist aber davon überzeugt, dass »lesbische Beziehungen im Rentenalter« als Forschungsgegenstand in Zukunft deutlich an Bedeutung gewinnen dürften. Dass es noch kein großes Thema sei, liege womöglich schlicht daran, dass sich viele ältere Frauen nicht outen möchten. Nicht alle verfügen über das Selbstbewusstsein einer Maren Kroymann, die schon vor dreißig Jahren, mit 43, ihr Coming-out verkündete, nachdem sie zuvor viele Jahre ihres Lebens mit Männern verbracht hatte.

In der Überwindung binärer Denk- und Handlungsmuster steckt somit besonders für Frauen eine große Chance. Und offenbar gibt es hier – zwar nicht erforscht, aber gefühlt – auch eine größere, wenigstens bisexuelle Offenheit. Auf Datingplattformen tummeln sich unter dem Adjektiv bi-neugierig jedenfalls immer mehr Frauen. Ein Trend, der im Midlife an Fahrt aufnehmen könnte.

Aber kehren wir zum Schluss noch einmal zu dem eingeschlafenen Langzeitbeziehungssex zurück, der nach wie vor einen wichtigen Teil unserer Realität abzubilden scheint. Hier schielen die Menschen offenbar auch gerne dorthin, wo das große sexuelle Abenteuer wartet. Das suggerieren zumindest die Datingportale: »Von den Menschen, die in einer Beziehung sind, hat fast die Hälfte ein Profil auf einer Datingplattform«, sagt Johanna Degen. »Was sie mit diesen Profilen treiben, lässt sich allerdings nicht ohne Weiteres sagen.« Jedenfalls wirken solche Portale auch in langjährige Partnerschaften hinein und verändern die Dynamik zum Beispiel im Hinblick auf die Frage, ob man die Beziehung öffnet oder nicht.

Vielversprechender als der Umweg über Dritte ist es allerdings, die Lust auf den Partner oder die Partnerin wiederzubeleben, indem man erst einmal aktiv Selbsterkundung betreibt und Experimente miteinander wagt. »Ist der Sex es nicht wert, genauso kultiviert zu werden wie ein schönes Essen?«, fragt die Sexarbeiterin

Kristina Marlen. »Und ein schönes Essen braucht ein bisschen Zeit, aber auch ein bisschen Kochkenntnis.« Wie beim Essen kann man sich fremde Geschmackswelten vielleicht auch gar nicht vorstellen, bis man sie probiert hat. Sex kann auf hunderte Arten stattfinden, sagt Kristina Marlen, wenn es beim üblichen heterosexuellen Vierminutenprogramm mit vor- oder nachherigem Kurzkuscheln bleibt, wird das natürlich langweilig und könnte nach einer Zeit mal ein Update gebrauchen.

Das gewohnte Programm nach vielen Beziehungsjahren zu durchbrechen, ist wahrscheinlich komplizierter, als mit einer fremden Person im Darkroom zu verschwinden. Aber für die Beziehung wäre es sicher besser. Und da ist Reden angesagt, auch wenn das Sprechen über Sex eine heikle Angelegenheit bleibt – zumal, wenn man erst damit beginnt, wenn die Probleme bereits da sind.

Um sprechen zu können, davon ist Karina Lins überzeugt, muss man die eigenen Bedürfnisse kennen und dann auch noch die richtigen Worte finden. Vielleicht kommt bei den Gesprächen dann auch raus: »Wir wollen beide keinen Sex mehr miteinander haben, aber gerne zusammenbleiben.« Auch das sei ok, sagt Karina Lins. Eine ganz schlechte Idee sei es aber, die Beziehung für sexuelle Abenteuer zu öffnen, wenn sie bereits kriselt. Dann ist das Risiko zu scheitern einfach zu groß.

Pimp

Das Anti-Aging-Programm

Es war eine zufällige Entdeckung. Jean Carruthers injizierte einer Patientin mit zuckendem Augenlid in ihrer kanadischen Arztpraxis regelmäßig Botulinumtoxin. Eines Tages beschwerte sie sich, die Stelle zwischen den Augenbrauen hätte die Ärztin ja vergessen. »Oh, ich wusste nicht, dass Sie da auch eine Verkrampfung haben?« »Natürlich nicht«, antwortete sie. »Aber jedes Mal, wenn Sie mich dort behandeln, bekomme ich diesen wundervoll unbeschwerten Gesichtsausdruck.« Carruthers erzählt diese Anekdote aus dem Jahr 1987 in einem Interview mit der NZZ. Das Nervengift Botox und seine lähmende Wirkung waren damals schon 150 Jahre bekannt, als Medikament aber erstmals 1970 zugelassen worden. Carruthers holte eine Arzthelferin, die sich genauso bereitwillig als Versuchskaninchen hergab wie sie selbst auch. Es funktionierte. »Ich wusste eigentlich schon im ersten Moment, dass das etwas Großes sein könnte«, fährt Carruthers in diesem Interview fort. »Damals fing die Stirn an, Frauen Sorgen zu bereiten. Zu Hause war das nicht so wichtig gewesen, aber Anfang der neunziger Jahre gingen immer mehr Frauen arbeiten, und wer mit tiefen Furchen auf der Stirn ins Büro kam, sah müde aus, überfordert, wütend, frustriert. Das minderte sofort die Wertschätzung.« Wenige Jahre später begann der Siegeszug von Botox. Sie habe seit dieser folgenreichen Entdeckung nie mehr die Stirn gerunzelt, erzählt die Augenärztin Carruthers gerne, Abermillionen Menschen weltweit taten es ihr gleich und sind dieser Frau sehr dankbar dafür – 2020 ließen sich knapp 6,3 Millionen Menschen weltweit mit Botulinumtoxin behandeln.

In Deutschland ist das Nervengift erst seit 2006 zugelassen, es war ein Paradigmenwechsel in der Schönheitsindustrie. Vor allem für Menschen im Midlife. Denn seither wird gespritzt wie verrückt, nach Botox kam Hyaluron, das die Beliebtheitsskala bei den Behandlungen inzwischen anführt. Es sind kleine, erschwingliche und niederschwellige Maßnahmen, die man im Vorbeigehen erledigen kann, jedenfalls im Vergleich zur ästhetisch-plastischen Chirurgie auf dem OP-Tisch. Und sie haben generell zu einem enormen Anstieg von ästhetischen Korrekturen in der breiten Bevölkerung geführt: Neben Botox und Hyaluron-Unterspritzung sind das Fettabsaugung, Lippenkorrektur und Brustvergrößerung – Tendenz überall steigend. Schaut man sich die Zahlen genauer an, liegt das Durchschnittsalter von Frauen, die sich Hyaluron oder Botox spritzen lassen, bei 43 bis 48 Jahren; allerdings sieht man auch eine Talsohle in den Vierzigern, erst ab fünfzig geht es mit den Behandlungen so richtig los. Aber es lassen sich auch viele deutlich jüngere Frauen spritzen. Zu den minimalinvasiven Korrekturen kommen in den mittleren Lebensjahren dann noch die chirurgischen: Lidkorrekturen, Tränensäcke, Hängewangen, Facelift – und die Straffung der Brust. Selbst die Schamlippenkorrekturen nehmen in diesem Alter zu. Insgesamt ist die Zahl der Eingriffe weltweit zwischen 2010 und 2019 um mehr als sechzig Prozent auf knapp 25 Millionen gestiegen – Deutschland steht auf Platz fünf, nach den USA, Brasilien, Mexiko und Russland. Und auch Männer lassen sich immer häufiger behandeln, nicht nur mit Injektionen, sondern auch operativ: Gerade beim Thema Bauchstraffung stiegen bei ihnen die Zahlen jüngst um fünfzig Prozent an. Allerdings liegt das Verhältnis zwischen Frauen und Männern bei den operativen Eingriffen immer noch bei 3:1. Bei den minimalinvasiven Eingriffen liegen die Frauen mit knapp 94 Prozent deutlich vorne.

● Ich selbst denke, seit ich mich mit dem Thema Schönheitskorrekturen beschäftige, auch über einen kleinen Eingriff nach. Was mich stört, sind meine Schlupflider. Das Lid am rechten Auge hängt immer mehr runter, was die Asymmetrie im Gesicht verstärkt, bald werde ich vielleicht eine Sehfeldeinschränkung haben, die Krankenkasse würde dann einen chirurgischen Eingriff sogar bezahlen. Aber das ist gar nicht das Thema. Ich fände es schön, wenn meine Schlupflider ganz leicht korrigiert wären – wenn einfach ein bisschen was weggenommen würde von diesen überflüssigen Hautläppchen, die zum Teil auf den Wimpern aufliegen und meiner Erscheinung einen leicht müden Ausdruck verleihen. In meiner Familie sind Schlupflider weit verbreitet, bei den Älteren wurden die Augen immer kleiner. Na und? Jetzt stehe ich vor dem Spiegel, zuppele am Oberlid herum, schließe das Auge, und eine richtige Falte kommt da zum Vorschein … bestimmt ein ganzer Zentimeter, der wegkönnte. Aber dafür wirklich Geld in die Hand nehmen und sich unters Skalpell begeben? Am Ende nehmen sie zu viel weg, oder es passiert ein Kunstfehler, und wie sehe ich dann aus? In meinem bisherigen Leben habe ich mich nicht sonderlich viel mit dem Thema Schminken beschäftigt. Ich benutze Lippenstift, ein bisschen Make-up und lasse mir manchmal die Wimpern färben. Und es gab ein paar Laserbehandlungen gegen die Rötungen. That's all. Ansonsten fand ich es »natürlich« immer am besten. Aber die Welt von Botox, Hyaluron und der ästhetischen Chirurgie ist ein ganz eigener Kosmos, und wer sich wie ich neu und neugierig in ihn hineinbegibt, sieht sich und andere plötzlich mit neuen Augen. ●

Vor einigen Jahrzehnten war das »Face-Lifting« noch den Reichen und Berühmten vorbehalten, denen man danach meistens deutlich ansah, dass an ihnen herumgeschnippelt worden war – einmal oder immer wieder, wie beim Country-Star Dolly Parton, die offenherzig wie sonst kaum jemand über ihre Eingriffe spricht und glaubt, »es liegt ein bisschen Magie in der Tatsache, dass ich eine total reale Person bin und gleichzeitig so künstlich aussehe«. Heute dagegen ist die Bandbreite der Eingriffe unermesslich, und in einem wohlhabenden Land wie Deutschland können und wollen sich viele Menschen kleine oder größere Behandlungen leisten. Manche von ihnen fangen schon in jungen Jahren an, was die Experten und Profiteure dieses Trends auch empfehlen, damit Falten erst gar nicht entstehen, die man später wegbotoxen muss, aber uns interessiert natürlich vor allem, was sie tun, wenn sie in der Mitte des Lebens angekommen sind, so wie wir, und warum sie sich für oder gegen das »Pimpen« entscheiden.

Nachfrage bei Esra Kaliga, der Kosmetikerin unseres Vertrauens. Sie sagt, sie versucht, die Haut ihrer mittelalten Kund*innen (die meisten sind in der Tat weiblich) auf möglichst »natürlichem Weg« zu erhalten und zu »durchfeuchten«. Das beginnt mit dem Auftragen selbst angerührter Gesichtsmasken, geht über die Mesotherapie, bei der sie die oberen und mittleren Hautschichten leicht verletzt und Wirkstoffe einschleust, und reicht bis zur Arbeit mit chemischen Peelings, die die Haut zur Regeneration anregen sollen. Als Heilpraktikerin darf Esra auch Filler setzen, sie unterspritzt Falten mit Hyaluronsäure, baut ganze Gesichtsareale wieder auf und spritzt Volumen in Lippen und Wangen. Auch ein Fadenlifting hat Esra im Angebot – dafür legt sie OP-Fäden unter die Haut, die mit der Zeit die Bildung von Kollagen anregen sollen, diesem Protein, das als Hauptbestandteil des Bindegewebes für Elastizität und Festigkeit der Haut sorgt und mit dem Alter immer weniger produziert wird. Im Gegensatz zu den starren Goldfäden mit Widerhaken, mit denen sich angeblich einst Madonna das Gesicht straffen ließ, sind Esras Fäden selbstauflösend und hakenlos. Die Effekte ihrer Eingriffe seien nicht auffällig, meint sie. »Das Ergebnis sieht immer noch dem Alter entsprechend aus.« Und das wünschen sich auch die meisten ihrer Kundinnen.

Viele von ihnen kannte Esra schon lange, bevor sie die mittleren Jahre erreichten. Ihr Repertoire an Anti-Aging-Methoden wird aber meist erst ab vierzig nachgefragt. Obwohl sie beobachtet, dass inzwischen auch immer mehr jüngere Kundinnen etwas an ihrem Gesicht ändern wollten. Und zwar oft so, dass dies deutlich sichtbar ist. Der künstliche Look, den sich jüngere Kundinnen wünschen, ist meist derselbe: »Hohe Wangen, Kieferkante Richtung Hals, voll aufgespritzte Lippen.« Esra meint, es sei im Prinzip genau der Look, den sich früher, als die Behandlungen komplizierter und auch viel teurer waren, ausschließlich ältere Frauen leisten konnten. Zugespitzt könnte man sagen, hier waren also Frauen im Midlife stilprägend, oder andersherum: Die Jungen lassen sich künstlich alt spritzen. Esra macht das nicht, sie verweist bei solchen Anfragen immer auf Kolleg*innen, auch weil sie es nicht für vertretbar hält, so viel Material auf einmal zu verspritzen.

Für Esra sind das zwei unterschiedliche Philosophien: »Wer in Würde altert, der will auch nur kleine Eingriffe. Wer immer schon eine Menge gemacht hat, der will dann andere Sachen, die ich aber nicht mache.«

In Würde altern oder: Was ist eigentlich natürlich?

Was bedeutet es genau, »in Würde zu altern?«. Eingriffe, die man am eigenen Körper aus ästhetischen Gründen vornehmen lässt, ohne dass sie wirklich notwendig sind, werden in unserem Freundes- und Bekanntenkreis nach wie vor eher skeptisch betrachtet. Freundin Anka argumentiert zum Beispiel, dass man sich durch solche Eingriffe der Illusion hingibt, etwas zurückzubekommen, das sich nicht zurückholen lässt. Für sie sind Alterserscheinungen ein Anreiz, den Fortgang der eigenen Geschichte zu akzeptieren; und wenn man das schafft, spreche dies auch für eine Form von Reife. Für Stephanie wiederum bedienen ästhetische Eingriffe einen Optimierungswahn, der die Existenzberechtigung individueller Körper und Gesichter eigentlich negiert. Dieser Argumentation entsprechend gelten Menschen in unserer Bubble auch schnell als oberflächliche Opfer der Schönheitsindustrie, wenn sie etwas an sich machen lassen. Eine Argumentation, die im akademischen Umfeld viele Befürworter*innen zu finden scheint – in einem Interview mit der Zeitschrift Geo beschreibt die Soziologin und Gender-Forscherin Paula-Irene Villa Braslavsky jedenfalls einen recht ähnlichen Eindruck: »Im akademischen Bereich gilt es noch als ›pfui‹, Modi der Selbstgestaltung zu praktizieren, die als künstlich gelten. Körperformen, die als nicht natürlich gelten, sind in diesem Milieu schwierig.« In anderen Kreisen ist die Botox-Behandlung kaum spektakulärer als die Pediküre und gehört zu den gesetzten Themen im Gespräch mit Freundinnen.

Auf der einen Seite stehen also diejenigen, die glauben, dass man sich zum natürlichen Alterungsprozess des Körpers bekennen muss, auf der anderen diejenigen, denen vielleicht nicht alle, aber doch viele Mittel recht sind, um ihr Gesicht und den gesamten Körper zu formen, wie es ihnen gefällt und wie es die moderne Medizin erlaubt. In der US-amerikanischen Netflix-Serie »Skin Decision« bezeichnet sich die ästhetische Chirurgin Dr. Sheila Nazarian selbst als »sculptor«. Wie eine Bildhauerin holt sie aus dem vorhandenen Rohmaterial das Maximum raus. Und auch Paula-Irene Villa Braslavsky subsummiert die »glatten, trockenen, kompakten, geschlossenen, makellosen Körperformen,« in die die Menschen viel Arbeit investieren, unter einem Körperideal, das sie als »skulptural« beschreibt: »Sie sollen keinen Eigensinn mehr haben, nicht etwa von sich aus riechen, schwabbeln, sich verfärben, sondern rundum kontrollierbar sein.« Aber ist der menschliche Körper wirklich mit unbehauenem Marmor zu vergleichen? Madonna würde vielleicht kurz und knapp antworten: »Ja, ist er.« Mit ihren 64 Jahren sieht sie immer noch perfekt und faltenfrei aus, aber eben alles andere als so wie die Madonna von früher. In vielen Medien wird sie aufgespießt dafür: Hat sie das nötig? Bedient sie nur Männerphantasien?

In einem Video wandte sie sich daraufhin an ihre Fans: »Fuck off b*tches – deal with it!«

Sinngemäß vertritt auch Diana Weis diesen Standpunkt. Sie findet es furchtbar, dass sich Frauen nun auch noch dafür schämen sollen, Korrekturmaßnahmen für sich in Anspruch zu nehmen, und fragt, mit welcher Begründung hier eigentlich eine Grenze gezogen wird zwischen den konventionellen Mitteln wie Make-up, Haartönung und Anti-Aging-Cremes und den Schönheitskorrekturen per Spritze oder Skalpell. Diana Weis hat zum Thema Botox promoviert. Sie kennt sich aus mit dem Nervengift und ist von seiner Wirkung persönlich überzeugt. Zornesfalten, Krähenfüße und Stirnfalten würden effektiv zum Verschwinden gebracht, sagt sie. Dass die Mimik in Teilen zum Erliegen kommt – geschenkt: »Das Ausbleiben des Stirnrunzelns signalisiert der Amygdala, die in unserem Hirn für die Emotionen zuständig ist: Alles in Ordnung! Stimmung super! Das kann ungemein hilfreich dabei sein, aufgeblasenen Egos kühl die Stirn zu bieten«, so ihr positives Fazit zum Stoff in einem Artikel mit dem Titel »Botox – eine glatte Lüge«. Auch sie empfindet es durchaus als Zumutung, als Frau immer schön, jung und elastisch sein zu sollen. »Noch perfider ist allerdings die Forderung, diesen Zustand auf ganz natürliche Weise und ohne den Einsatz wirksamer Hilfsmittel herzustellen.« Sie suggeriere nämlich, dass Schönheit ausschließlich etwas mit Biologie zu tun habe, was, wie wir alle wissen, nur sehr begrenzt zutrifft. Und trotzdem wird Natürlichkeit, die gern gemeinsam mit einer maßvollen und tugendhaften Lebensführung propagiert wird, als moralisches Ideal hochgehalten. Paula-Irene Villa Braslavsky beschreibt das Wissen um das richtige Maß an Schlaf und Sport, um das richtige Essen und die richtige innere Haltung, das angeblich Voraussetzung natürlicher Schönheit ist, als einen immer noch »ästhetisch wirksamen Fetisch des deutschen Bildungsbürgertums«.

Und er wirkt tatsächlich: »Schau dir doch mal Isabella Rossellini oder Meryl Streep an«, sagt Stephanie. »Das sind Frauen, die zeigen, wie man in Würde altern kann – ohne diese kosmetischen Eingriffe!« Sie und Dutzende andere Stars sehen »natürlich gealtert« aus, aber selbstverständlich haben sie alle etwas machen lassen. Ganze Teams kümmern sich um diese Leute, auch jenseits des OP-Tisches, erklärt die ästhetische Chirurgin Isabel Edusei. Es fängt bei Ernährung, Sport und gesundem Lebensstil an, geht über UV-Schutz, Arbeiten mit Supplementen und anderen Ernährungspräparaten und führt dann weiter zu kosmetischer Behandlung bis hin zu operativen Eingriffen. »Und wenn man das alles mit dem richtigen Team macht, dann kann man halt sehr schön ›in Würde altern‹.«

Unter Druck

Jenseits von Hollywood beschäftigt wohl kaum eine Frau einen ganzen Stab zur Optimierung ihres Aussehens, aber in der plastischen Chirurgie, sagt Isabel Edusei, gehe es genau darum: Dass man versucht, den Alterungsprozess nicht zu unterbrechen, sondern zu optimieren. Die »Durchschnittspatientin« in ihrer Praxis sei die Frau, die sich in ihrer Haut wohlfühlt und möchte, dass das auch so bleibt. Männliche Ärzte hingegen haben häufig eine andere, biologistische Perspektive, hat Diana Weis in ihren Interviews mit Mediziner*innen festgestellt: »Die sagen, ist doch klar, Frauen sind alt, dann will die keiner mehr, dann kommen die halt zu mir, um wieder jünger und attraktiver auszusehen und einen Mann anzuziehen!« Sicher gebe es Praxen, die eine andere Klientel haben, meint dazu Isabel Edusei, und sicher gebe es auch Frauen, die Eingriffe vornehmen lassen unter Druck der Außenwelt, weil sie in der Öffentlichkeit stehen als Moderatorinnen oder Schauspielerinnen, aber bei ihr sei es meistens so: »Die Frau möchte frisch und erholt aussehen, darin bestärkt werden, dass sie mitten im Leben steht und alles geregelt bekommt.«

Ob man nun attraktiv für andere sein will oder glaubt, so wirken zu müssen, als habe man alles im Griff: Immer stehen Frauen unter Druck, einer sozialen Norm zu entsprechen, wie es die Philosophin Luna Dolezal in ihrem Aufsatz »The (In)visible Body. Feminism, Phenomenology, and the Case of Cosmetic Surgery« beschreibt. In den westlichen patriarchalen Gesellschaften, so argumentiert sie, ist der »normale« Körper der unsichtbare Körper: ein Körper, der gesund ist und nicht aus der Rolle fällt – also im Grunde genommen der junge männliche Körper, der nicht von Menstruation, Schwangerschaft, Menopause oder sonstigen körperbeeinflussenden Ereignissen aus der Form gebracht wird. In einem gesellschaftlichen Kontext, in dem Frauen früh lernen, dass physische Attraktivität soziales Kapital darstellt, das wiederum die Chancen auf persönlichen und professionellen Erfolg deutlich erhöht, ist der Wunsch, möglichst »normal« auszusehen und damit einer Stigmatisierung zu entgehen, erst einmal nachvollziehbar.

Das, was als »normal« gilt, hat sich allerdings durch die Bilderflut, der wir heute ausgesetzt sind, ziemlich verändert. Dank kosmetischer Hochleistungen und entsprechender Filter erscheint selbst Perfektion vollkommen »normal«. Zwar sind die Menschen auf den Bildern heute deutlich diverser als noch vor einem Jahrzehnt, aber die glatte, makellose Haut leuchtet einem überall entgegen. Ab einem gewissen Alter Falten loswerden zu wollen, erscheint vor diesem Hintergrund als »normales Bedürfnis« und dementsprechend auch Körperpraktiken, die letztendlich schlicht aus der Inanspruchnahme und dem Konsum medizinischer Dienstleistungen bestehen. Die Angst vor Stigmatisierung und Ausgrenzung sei ein starkes Motiv etwa für die Straffung des Augenlids oder die Botox-Spritze, sagt auch Paula-Irene Villa Braslavsky. Es gehe nicht darum, wie Barbie auszusehen, sondern »nicht beschämt oder missachtet werden zu wollen«.

Natürlich wäre es angesichts dieser internalisierten Normierungsprozesse eigentlich angebracht, sich diesen Idealen zu verweigern und bei den ganzen »Korrekturen« einfach nicht mitzumachen. Deswegen wehren sich ja auch viele Frauen mit Verve und ganz grundsätzlich gegen Schönheitseingriffe. Freundin Anka erzählt auch von ihren Söhnen, die es richtig »schlimm« fänden, würde sie sich spritzen oder sogar operieren lassen. »Die sagen, du siehst doch super aus, Mama, lass das!« Es ist eben so, hat es eine andere Freundin ausgedrückt: »In manchen Kreisen ist es mutig, etwas machen zu lassen. In anderen Kreisen ist es mutig, es nicht zu tun.« Mutig wäre es aber vor allem, zu den Eingriffen dann auch zu stehen. Sie nicht zu verheimlichen vor dem Partner, den Freund*innen oder Arbeitskolleg*innen und so zu tun, als ob das alles »natürlich« wäre. Anka, die Eingriffe für sich selbst ablehnt, fände es in diesem Zusammenhang wenigstens fair, die benutzen Werkzeuge zu offenbaren, statt sie zu negieren. »Dass man sagt: Ja, habe ich machen lassen. Dann können alle anderen diesem Menschen ins Gesicht gucken und denken, ok, das ist also gemacht. Das nimmt auch den Druck von denen, die das nicht machen.«

Befragungen im Bereich der ästhetisch-plastischen Chirurgie haben allerdings ergeben, dass die Patient*innen im beruflichen Kontext gern Stillschweigen über die Eingriffe bewahren, im familiären Umfeld sprechen sie eher darüber. Hier gab weniger als ein Viertel der Befragten an, dass die Familie und der enge Freundeskreis nichts von dem Eingriff wissen sollen. Bekannten wiederum würde jede*r Zweite nichts erzählen. Und dieser dann doch recht wenig offensive Umgang mit dem Thema spiegelt sich offenbar auch in den Arztgesprächen wider. Patient*innen fragen in der Regel immer nach, ob direkt nach der OP Schwellungen, Rötungen oder Einstiche zu sehen sind oder längerfristig andere Zeichen zurückbleiben werden, die darauf hinweisen, dass man etwas hat machen lassen. »Ja, manche Patientinnen sagten tatsächlich ›Zum Glück habe ich Sie gefunden!‹«, so die Ärztin Isabel Edusei, »aber ich erzähle es keinem weiter.«

Auch Linda Evangelista, Supermodel der neunziger Jahre, erzählte es keinem weiter, als die Schönheitsoperation, der sie sich unterzog, daneben ging. Im Gegenteil – sie verschwand einfach von der Bildfläche; erst nach fünf Jahren meldete sie sich bei ihren Fans mit einer Anklage zurück. Ein Unrecht sei ihr widerfahren, sie sei durch den Eingriff »brutal entstellt« worden. Ihre Fans, darunter auch prominente Model-Kolleginnen, fanden es mutig, dass sie in die Offensive ging. Aber wenn das Resultat eines Eingriffs nicht mehr zu übersehen ist, bleibt einem auch nichts anderes übrig als ein öffentliches Eingeständnis. Und es gibt ja fast nichts, über das nicht lieber gelästert oder gemutmaßt würde, als über verunglückte Schönheits-OPs.

Ansonsten basteln die meisten Promis aber nach wie vor gern an der Illusion, dass sie »nie etwas an sich machen lassen würden«. Botox oder OP? Für Meryl Streep ist das jedenfalls kein Thema. »Ich möchte einfach in Würde altern«, betont die zweifache Oscar-Preisträgerin stets. Ihr Rat an die Kolleginnen: Erfreut euch an den schönen Dingen des Lebens, anstatt ständig Gedanken »an unwichtige Dinge wie Falten« zu verschwenden. Jennifer Lopez, 51, scheint das zu beherzigen. »Ich habe weder Botox oder irgendwelche Injektionsmittel gespritzt bekommen, noch Operationen gehabt«, entgegnete sie auf Botox-Vorwürfe (ja, so nennt man das!), als Nutzer*innen ihr nicht abnahmen, dass sie ihre makellose Haut allein ihrer eigenen Pflegeserie zu verdanken hat. Wir können an dieser Stelle natürlich nicht überprüfen, wie natürlich und gelassen diese Stars durchs Leben wandeln, vermutlich sehen sie tatsächlich so gut aus, weil sie sehr viel Zeit und Arbeit in ihr Äußeres stecken. Aber die Vermutung liegt nahe, dass das allein nicht reichen kann und das vermeintlich »natürliche« Aussehen doch ein bisschen künstlich ist. Und das ist offenbar nach wie vor etwas sehr, sehr Peinliches und auch Unmoralisches. »Die Verknüpfung von Moral und Kosmetik ist ein Relikt aus dem 19. Jahrhundert«, schreibt Diana Weis dazu, »als Frauen dazu angehalten wurden, sich zur Durchblutungsförderung auf die Lippen zu beißen und in die Wangen zu kneifen, weil nur Huren Rouge und Lippenstift benutzen.«

Zur Künstlichkeit stehen

Diana Weis, die selbst sehr offensiv mit ihrem Botox-Gebrauch umgeht, hat dafür nicht nur positives Feedback bekommen, in Leser*innenbriefen wurde sie vielmehr dafür angegangen, dass sie angeblich feministische Ideale verraten habe. Sie persönlich findet diese Art der Bevormundung unangebracht. Sie möchte als mittelalte Frau nicht gesagt bekommen, was sie zu tun und zu lassen hat. Diese immer wieder vorgebrachte Forderung, in Würde zu altern, hält sie sogar für eine verkappte Zurechtweisung. Nach dem Motto: »Wer, glaubst du eigentlich, wer du bist? Gib dich gefälligst mit dem Platz in der zweiten Reihe zufrieden!« Will sie aber nicht. Ihre Antwort darauf ist, zur Künstlichkeit zu stehen, genau wie es jüngere Frauen tun, für die die künstlichen Wimpern, Nägel, Lippen und Wangen inzwischen längst Statussymbole sind.

Und trotzdem gibt es natürlich auch sehr gute Gründe, Schönheitseingriffe skeptisch zu betrachten. Historisch war es in der Tat ein zentrales Element feministischer Kritik, patriarchale Schönheitsnormen zu hinterfragen und diese abzulehnen. Auch eine bestimmte Form von Sexyness und die Definition des Marktwerts von Frauen als »fuckable« wurden angeprangert. Daran entspann sich allerdings später eine inner-feministische Kritik, die den Standpunkt vertrat, dass diese Position puritanisch und lustfeindlich sei:

Warum, so argumentierten die Jüngeren, dürfe man sich nicht aufbrezeln, schön machen und glitzern? Warum müsse man dies abwerten als eine Form von Weiblichkeit, die nicht okay sei? Viele junge Feminist*innen setzen den gestylten Körper als Form von Selbstermächtigung und Lebenslust in Szene. Die Philosophin Luna Dolezal, die sich in ihrer Arbeit viel mit dem Körper in der Medizin beschäftigt, nimmt hier allerdings lieber eine Position der Obacht ein: Wenn über invasive Eingriffe soziales Kapital erworben werden könne, erlebten dies reflektierte, feministische Frauen eben auch als eine Form des Empowerments – und sich selbst nicht als Opfer irgendeiner Normierungspraxis. Dabei würde mitunter allerdings die verletzende Seite aller Schönheitsnormen übersehen. Dolezal siedelt die Position von Frauen, die »etwas an sich machen lassen«, dementsprechend irgendwo zwischen den Polen »Selbstermächtigung« und »Selbstunterwerfung« an, zwischen Gesehen werden und Unauffällig sein wollen, zwischen Freiheit und Zwang.

Mit der nachfolgenden Generation wird sich die Debatte um künstliche Natürlichkeit vermutlich eh erübrigen, weil Eingriffe welcher Art auch immer hier bereits längst Mainstream sind. Die Diskussion darum, welche Rolle der Kapitalismus in der Verbreitung jugendlicher Schönheitsideale spielt, die wird aber so aktuell bleiben wie die allzeit berechtigte Kritik an diesem Wirtschaftssystem.

Pump

Muskelaufbau und Muskelschwund

Bei unserem Freund Martin begann es mit Mitte vierzig, dass er »langsam dicker wurde« und er sich insgesamt nicht mehr so fit fühlte wie noch in jungen Jahren. Er geriet schneller außer Atem und wusste instinktiv, wenn er jetzt nicht dagegen arbeitete, dann würde sich sein Zustand verschlechtern. Und zwar schneller als jemals zuvor. Unsere mittelalte Freundin Friederike kann den Zeitraum, ab dem es für sie ohne Fitnessprogramm spürbar abwärts geht, sogar relativ genau bemessen: »Wenn ich früher mal drei Monate keinen Sport gemacht habe, war das egal. Heute darf mir das nicht mehr passieren.« Sonst würde sie vielleicht ganz schnell den Punkt erreichen, an den Anka nach ihren Dreißigern – für sie selbst ziemlich überraschend – gelangte. Nach vielen Jahren, die sie ihrer Arbeit, den Kindern, ihren Beziehungen und einem hart erkämpften minimalen Rest an Freizeit gewidmet hatte, stand Anka in ihrem Treppenhaus und hatte das Gefühl, sie würde gleich fallen. Und sie machte diese Erfahrung nicht nur einmal. »Es war, als wäre ich eingeschränkt in meinem Radius wie eine alte Frau, und das wollte ich nicht.«

● Im Frühsommer hatte ich zum ersten Mal so ein Gefühl der Schockalterung. Ich war mit einer Freundin auf einer mehrtägigen Bergtour in der Schweiz. Der erste Aufstieg war für zwei untrainierte Städterinnen sportlich, hinauf bis auf 2800 Meter. Aber die Länge der ersten Wanderung mit viereinhalb Stunden schien uns machbar, selbst wenn wir noch ein, zwei Stunden für Ungeübte draufrechneten. Wir sprangen zum Start vergnügt in den See und liefen beschwingt los. Aber dann stellte sich schon nach der Hälfte der Strecke bei uns beiden eine unglaubliche Erschöpfung ein, die wir nicht wahrhaben wollten. Wir wurden immer langsamer und hatten echte Zweifel, ob wir es nach oben schaffen. »Wenn du umfällst, sag mir bitte eine Minute vorher Bescheid«, witzelte ich mit dem Resthumor, der noch verblieben war. Schließlich bewegten wir uns mit letzter Kraft, zum Schluss fast im Gänseschritt auf die heiß ersehnte Hütte im kargen Geröll zu, fielen uns oben in die Arme, heulten fast vor Glück und Erlösung, so wie es andere wohl tun, wenn sie das Basecamp des Mount Everest erreicht haben. Die kommenden Tage verliefen nicht mehr ganz so dramatisch, aber ähnlich. Dabei waren wir beseelt von allem: der Bewegung, den Steinböcken, der Vegetation, den Panoramen – was die hochalpine Landschaft so zu bieten hat. Aber zurück in der Stadt, als dieses Erschöpfungsgefühl mich bei jeder Treppe einholte, als ob ich mir in den Bergen Long Covid eingefangen hätte, fühlte ich mich zum ersten Mal in meinem Leben wie eine Siebzigjährige, es hielt ungefähr eine Woche an, und es war kein schönes Gefühl. ●

Auch Moritz fühlte sich mit Anfang vierzig plötzlich eingeschränkt: ab dem Moment, als er seiner Frau auf der Parkbank Platz machen wollte, von dieser rückwärts hinunterrutschte und dann eineinhalb Jahre Probleme mit seinem Handgelenk hatte. Und dann noch eine Erfahrung, die für viele Mid-Menschen in Sachen Sport ein Schlüsselmoment sein dürfte, als ihn »völlig aus dem Nichts« ein Hexenschuss heimsuchte. Daraufhin stand sein Beschluss fest: Er folgte einer Freundin in den »Hot Iron«-Kurs des Fitnessstudios (das er vorher insgesamt so oft besucht hatte, wie seine Mitgliedschaft schon bestand, dreizehn Jahre!). »Seit dem ersten Kurs habe ich nur einen Donnerstagstermin verpasst und das auch nur, weil ich nicht vor Ort war.«

In den mittleren Jahren kommt das Thema Sport für viele Menschen mit einer Dringlichkeit auf den Tisch, wie sie es vielleicht seit ihrer Schulzeit nicht mehr erlebt haben, als die Sportlichkeit noch im Wettbewerb bewiesen werden musste und entweder mit Gefühlen von Stolz oder Leid verbunden war. Spätestens im Midlife stellen sich bei fehlender körperlicher Betätigung die ersten Zipperlein ein. Und auch die, die immer Sport getrieben haben, merken mitunter, dass das alte Programm nicht mehr genügt. Dass es verändert, vielleicht auch intensiviert werden muss, um die gewohnten Ziele noch zu erreichen. Manche werfen ihr bisheriges Sportprogramm auch ganz über den Haufen und fangen etwas Neues an, weil die alte Sportart schon länger nicht mehr motiviert und keinen Spaß mehr macht.

Sport, kein Mord

Ob Sport im Midlife nun zur Vorsorge, fürs Aussehen oder Wohlbefinden betrieben wird – Fakt ist, das Thema wird wichtiger. Zwar sind die jüngsten Daten zum Sportverhalten durch den Einfluss von Corona stark verzerrt, ältere Erhebungen legen aber nahe, dass Menschen zwischen 25 und 35 Jahren nach einer Hochphase in der Jugend tendenziell am wenigsten Sport treiben (neben den Hochbetagten), während der Anteil derer, die sich zwischen 35 und 55 Jahren wenigstens einmal die Woche sportlich betätigen, wieder zunimmt. Manchmal sogar ziemlich massiv.

Martin zum Beispiel geht inzwischen mindestens dreimal die Woche schwimmen, nachdem er vorher relativ erfolglos in einem Fitnessstudio Mitglied war. Er krault sich im Wettbewerb viele Dutzende Kilometer durchs offene Meer, und er trainiert nun auch seine eigene jugendliche Schwimmgruppe. Anka geht zum herausfordernden Jivamukti-Yoga – anfangs dreimal die Woche, mittlerweile »mindestens fünfmal«. Und Peter, den wir noch gar nicht erwähnt haben, fährt mit über fünfzig jedes Wochenende zwischen 90 und 130 Kilometer Rennrad, Durchschnittsgeschwindigkeit dreißig Stundenkilometer. »Das Radfahren macht mich mental auch jünger«, findet er.

○ Den Verjüngungseffekt, den Bewegung mit sich bringt, kann ich bestätigen. Ich bemerke ihn jedes Mal, wenn ich morgens aufstehe, der Rücken schmerzt, der Nacken oder die Schulter und sich die Steifheit schon mit ein paar Dehnübungen auf der Yogamatte verzieht. Yoga macht mich auch geistig klarer, lindert Stress- und Angstgefühle, und ich bin im Nachhinein sehr froh darüber, mit Anfang vierzig eine Ausbildung zur Yogalehrerin absolviert zu haben, die es mir ermöglicht, jederzeit meine ganz eigene Yogastunde gestalten zu können. Auch so ein Klischee – eine Yogalehrerinnen-Ausbildung in der Mitte des Lebens! Zwar stimmt es in der Tat, dass das Berufsbild Yogalehrer*in viele Menschen anzusprechen scheint, die mit ihrem bisherigen Job nicht mehr so richtig zufrieden und oft in ihren mittleren Jahren sind – in meinem Ausbildungsjahrgang waren aber auch sehr viele junge Frauen und Männer dabei und die Sinnkrisen definitiv nicht altersspezifisch.

Ich habe mit Yoga auch schon vor dem Midlife eine körperliche Praxis gefunden, die mich nicht loslässt, weil ich das Gefühl habe, immer weiter an ihr wachsen zu können. Ganz frei von Wettbewerb ist Yoga allerdings auch für mich nicht. Denn selbst wenn bei dieser »Meditation in Bewegung«, als die ein Lehrer von mir Yoga bezeichnet, ganz klar der Weg das Ziel ist und nicht der Handstand, würde ich es doch sehr gerne schaffen, noch vor dem fünfzigsten Geburtstag zuverlässig und sicher auf beiden Händen stehen zu können. Die spielerische Lust, die für mich mit manchen physischen Aktivitäten wie z. B. den Umkehrhaltungen verbunden ist, war es dann aber auch, die mir meinen sportlichen Midlife-Moment bescherte.

Es war im Sommer vor zwei Jahren, ich war mit meinen Kindern nach Frankreich aufgebrochen, um unter anderem einen Surfkurs an der französischen Atlantikküste zu absolvieren. Neben ein paar mittelalten Männern und noch einer weiteren Frau Anfang vierzig waren die meisten Teilnehmer*innen des Surfcamps eher um die dreißig Jahre alt und jünger. Und auch der breite Sandstrand in Moliets Plage war voller Teenager und Twentysomethings, die – einmal im Wasser – sehr gelassen auf die nächste Welle warteten und auch auf dem Surfbrett keine schlechte Figur machten. Ich hingegen, überzeugt von der eigenen Balance und Fitness, fiel ins Wasser, sobald ich nur den Versuch machte, mich auf dem Board aufzurichten. Über drei Tage watete ich, zunehmend grimmig, den Wellen entgegen und fiel und fiel. Dass der unaufmerksame Surflehrer keinen anderen Ratschlag für mich hatte als: »Surfen ist etwas, das Spaß machen soll, geh da nicht so ernst ran«, machte die Sache nicht besser. Zwar schaffte ich es gegen Ende der Woche ein paar Mal für ein paar Sekunden stehend ins Weißwasser zu gleiten. Die Fotos, die von mir in diesen Lichtmomenten angefertigt wurden, zeigten allerdings ziemlich eindeutig die krumme und hilflose Gestalt, als die ich mich auf dem Brett auch fühlte. Ich würde nun zwar nie sagen, ich werde das nie wieder ausprobieren – aber im Gegensatz zu den Beteuerungen einiger guter Surferinnen, die ich kenne und die sagen, man ist nie zu alt dafür, kam die Woche Surfcamp doch dem zerknirschten Eingeständnis gleich, dass dieser Zug für mich wohl abgefahren ist. ○

»Ich spüre Muskeln!«

Dass man bestimmte Fertigkeiten mit zunehmendem Alter schwerer erlernt, ist bekannt. Aber der Körper baut auch ab dem dreißigsten Lebensjahr pro Jahrzehnt zehn Prozent seiner Muskelmasse ab. Vor allem die weißen Muskelfasern machen schlapp, weshalb man sich bei Stürzen schneller verletzt. Zudem verlangsamt sich der Stoffwechsel. Sport und viel Bewegung helfen hier sowohl gegen den Muskelschwund als auch gegen ein ungesundes Übergewicht. Experten empfehlen sogar, vier- bis fünfmal in der Woche den Puls hochzubringen und zwar für mindestens dreißig Minuten. »Ausdauersport hat eine antidepressive Wirkung«, sagt der verhaltensmedizinische Orthopäde Sven Rottländer. »Er hilft auch dabei, Krankheiten vorzubeugen, die uns vielleicht gerade noch nicht einschränken: Beeinträchtigungen der Herz-Kreislauf-Funktionen, Nachlassen der Knochendichte und Bluthochdruck.« »Sport ist Mord«, dieses Sprichwort, das von Bewegungsmuffeln gerne vorgetragen wird, wenn sich irgendjemand im Bekanntenkreis mal wieder eine Sportverletzung zugezogen hat, ist also nur begrenzt valide. Winston Churchill, von dem die Aussage ursprünglich stammt, wurde zwar 91 Jahre alt, aber neben exzessivem Rauchen, Trinken und Essen brachte ihm wohl auch seine laxe Einstellung zu Sport und Fitness hohen Blutdruck, einen Herzinfarkt und zwei Schlaganfälle ein.

Auch die Aussage, dass man sich im Alter mit dem »Verschleiß« des Körpers abfinden müsse und ihn eher schonen solle, hält Sven Rottländer für ziemlichen Unsinn und verweist auf viele Studien, u. a. auf eine zu Arthrosen, die belegt, dass die Kräftigung der Oberschenkelmuskulatur die Beschwerden einer Kniearthrose deutlich lindern kann. Die Vorstellung, dass sich der Körper über den physischen Einsatz im Laufe der Zeit einfach abnutzt und irgendwann Ersatzteile braucht, sei ein schiefer Vergleich zwischen Mensch und Maschine. Richtig ist hingegen, dass wir den Körper, wenn wir ihn bewegen, geschmeidig halten oder »ölen« – um im nun nicht mehr schiefen Bild zu bleiben. Tun wir das nicht, dann rostet er ein, und man fühlt sich gleich Jahrzehnte älter, irgendwie eingeschränkt und erschöpft. Während in einem solchen Zustand die Versuchung groß ist, sich so wenig wie möglich zu bewegen, werden die Schmerzen mitunter immer schlimmer.

Für den Orthopäden Sven Rottländer zählen solche physischen Schmerzen zu den typischen Symptomen einer Midlife-Crisis. Seiner Meinung nach verschärft sich das Krisenempfinden in der Mitte des Lebens nämlich, wenn man den eigenen Körper jahrelang vernachlässigt hat. Der fehlende Selbstwert, der sich bei manchen

Menschen in den mittleren Jahren einstellt, kann nach dieser Lesart auch etwas mit einem fehlenden Körperempfinden zu tun haben. Die positive Botschaft von Sven Rottländer lautet hier: Jede Krise ist auch ein Wendepunkt. »Es kann jetzt Raum entstehen für Sport und einen gesundheitlichen Neustart.« Und noch viel schöner: Dank der großen Bandbreite an Sportarten kann so ein Neustart auch sehr unterschiedliche Formen annehmen!

Freund Moritz zum Beispiel besucht den erwähnten »Hot Iron«-Kurs in seinem Fitnessstudio mit großer Leidenschaft. Als einziger Mann in der Gruppe arbeitet er sich vierzig Minuten pro Woche an Hanteln und einer einzelnen Plastik-Treppenstufe ab. Er steigt sie auf und ab, bis ihm übel wird, und nimmt es mit großem Humor, dass seine Mitstreiterinnen ihm darin weit überlegen sind. »Manchmal muss ich den Raum verlassen, so schlecht ist mir von der Anstrengung!« Schon nach ein paar Monaten Training schreibt Moritz in einer SMS: »Ich spüre Muskeln!« Der Rücken ist stabiler und die Brust, die zunehmend weibliche Tendenz aufwies, straffer. Der Kurs ist ein Geschenk für meinen Körper und vor allem für meinen Geist.«

Zen oder die Kunst, eine Hantel zu heben

Auch Jörg Scheller, Kunstwissenschaftler und Autor des schönen Buchs »Body-Bilder«, ist ein großer Fan von Hanteln und deren Wirkung. Jörg Scheller hat sich viel mit Bodybuilding beschäftigt, über Arnold Schwarzenegger promoviert und beschreibt das Stemmen von Eisen als eine Form von Askese und Ritual. Gerade die standardisierte Form, die monotone Wiederholung des herkömmlichen Gym-Trainings empfindet er als sehr entlastend für die Psyche, fast »zen-buddhistisch« im Vergleich zu dem unglaublichen Input, dem wir in unserem sonstigen Leben ausgesetzt sind.

Für Anka sind ihre Yoga-Einheiten die Zeit, die sie sich nur für sich gönnt, seitdem ihre Kinder im Teenageralter sind und sie auch mal für eineinhalb Stunden mit ausgeschaltetem Handy abtauchen kann.

Die Einheit von Körper und Geist, das Zen-Buddhistische und das Abtauchen in einen inneren Raum, das viele Menschen im Sport zu finden meinen, scheint eine Qualität zu sein, der mit steigendem Alter eine besondere Bedeutung zugeschrieben wird. Zwar liegen Körperpraktiken, die Achtsamkeit fördern, meditativ und auf Embodiment angelegt sind, auch gesamtgesellschaftlich im Trend, aber im Midlife verschiebt sich der Fokus bei vielen Aspekten des Lebens ja zwangsläufig, so dass man die heilsame Wirkung repetitiver Bewegungsabläufe vielleicht auch hier erst richtig zu schätzen lernt, weil man »Heilung« auch wirklich braucht.

Martin bestätigt diese Hypothese: Der »Flow« stellt sich bei ihm beim Schwimmen ein. »Das Wasser plätschert in meinem Ohr, ich ziehe meine Bahnen. Und diese Ruhe, die sich da einstellt, ist das Allerwichtigste für mich. Dass nichts zählt außer diesem Moment.« Martin, ein sehr durchtrainierter Open-Water-Schwimmer, kennt die Sehnsucht nach einem solchen Gefühl von früher nicht. »Da war eher Angst, etwas zu verpassen, da ging es eher darum: Was macht man nach dem Training noch?« Ganz so stur wie ein Bodybuilder verfolgt er seine Leidenschaft aber nicht. Es zieht ihn raus, nicht nur in die heimischen Seen, sondern auch zu Events oder Wettkämpfen im Ausland: einmal den Bosporus zusammen mit ein paar Tausend anderen Schwimmern überqueren. Einmal das anspruchsvolle Vier-Tage-Rennen in Marokko mit insgesamt dreißig Schwimmkilometern. Und, die größte Herausforderung, einmal im eiskalten Wasser von der Gefängnisinsel Alcatraz zurück in den Hafen von San Francisco schwimmen, inklusive Angst vor weißen Haien.

»Flow« allein ist es also auch bei Martin nicht. Sich zu beweisen, mit anderen zu messen – das ist für ihn auch im Midlife noch bzw. wieder wichtig. Peter, der früher Amateur-Radrennen gefahren ist, kann da mitreden. Er will nicht nur fit sein, sondern noch fitter werden. »Und dann muss man eben Reize setzen, die nicht immer angenehm sind. Man muss bereit sein, sich zu quälen. Und ich finde es toll, mich zu quälen.« Der Schmerz ist eine Form des Sich-Spürens, die ihn jung hält und sich lebendig fühlen lässt. Da grenzt er sich auch ganz bewusst von anderen ab, die es vielleicht etwas bequemer vorziehen. Rennrad versus E-Bike, durchtrainierter Körper versus zunehmende Fettpolster. Gerade der Radsport eignet sich hervorragend, um diese Abgrenzung auch nach außen zu demonstrieren. Mallorca-Reisende kennen das Getrappel von mittelalten Amateur-Radlern, die in der Mittagszeit mit ihren Rennradschuhen mit Klickverschluss über den Dorfplatz laufen, um das nächste Café zu stürmen. Es sind diese sehnigen Typen mit rasierten Beinen und hautengen atmungsaktiven Trikots, die farblich meistens genau zum Bike passen. Rennradfahrer lieben das spezielle Surren ihres Tretlagers, sie fachsimpeln gerne über die neueste Technik oder den leichtesten Carbon-Sattel, und sie sind bereit und arriviert genug, viel Geld oder auch sehr viel Geld in ihre Maschine zu investieren.

Vielleicht ist das Rennrad deshalb vor allem unter mittelalten Männern ein so beliebtes Sportgerät – nicht nur Liebhaberobjekt wie Auto oder Segelboot, sondern ein Statussymbol, das anzeigt, dass man eine Kämpfernatur ist. In Peters Garage stehen fünf Räder, das neueste wiegt gerade mal acht Kilogramm, besitzt eine Funk-Schaltung und hat 6000 Euro gekostet. In Trainingsphasen verkabelt er sich, um seine Leistung genauer zu kontrollieren und zu optimieren. Fahrer, die eher auf italienische Vintage-Stahlrahmen stehen, montieren Schlauchreifen auf die super schmalen Felgen und tragen zeitlose Trikots aus Merinowolle in dezenten Farben. Aber auch in so vermeintlich günstige Sportarten wie Schwimmen kann man viel Geld und Know-how investieren. »Es ist krass, mit welcher Wissenschaftlichkeit sie Gerätschaften kaufen, um ihre Schnelligkeit oder Ausdauer zu steigern, oder welche Nahrungsergänzungsmittel sie zu sich nehmen«, berichtet Martin von seinen Schwimmer-Kollegen. »Du hast das Gefühl, du triffst auf Hochleistungssportler, die zwar nicht deren Leistung erbringen, sich aber so fühlen wollen.« Bei Wettkämpfen sieht Martin mittelalte Schwimmer mit dunklen Brillen und riesigen Kopfhörern auf den Ohren, wie man es aus der Live-Berichterstattung von Weltmeisterschaften kennt.

Fit für die Selbsterfindung

Fitness sei immer in die Zukunft gerichtet, sagt Jörg Scheller und lenkt den Blick damit in eine ganz andere Richtung: Wofür, außer für unser Wohlbefinden, tun wir uns die Strapazen eigentlich noch an? »Fitness ist auch eine Form von Anlagestrategie. Man macht sich ›Fit for something‹, baut Körper- und Fitnesskapital auf, und idealerweise vermehrt sich das dann immer weiter, bis es abgerufen wird.« Wie bei den finanziellen Anlagen hat am Ende den größten Bewegungsspielraum, wer das meiste Kapital angehäuft hat. Er oder sie verfügt dann nicht nur sinnbildlich über einen größeren Radius, sondern hat auch vorgesorgt für Zeiten, in denen ein großer Radius immer mehr zum Distinktionsmerkmal wird – sprich für das Alter. In der Tat haben mittelalte und alte Menschen mit sichtbar gut geöltem Bewegungsapparat zum Beispiel bessere Chancen auf Dating-Plattformen, wo bekanntlich der erste Eindruck zählt.

Für Scheller ist diese Form der physischen Arbeit an sich selbst Teil eines Selbstverwirklichungskapitalismus, der im späten 19. Jahrhundert entstand und auch für Frauen ein neues Schönheitsideal mit sich brachte – das der muskulösen Frau. Die Frau, die ihren Körper trainiert und ihre Muskeln zeigt, war zur Jahrhundertwende noch eine ziemliche Neuerscheinung, nachdem Jahrhunderte zuvor Weiblichkeit eher im Zarten und Weichen verehrt wurde. Der

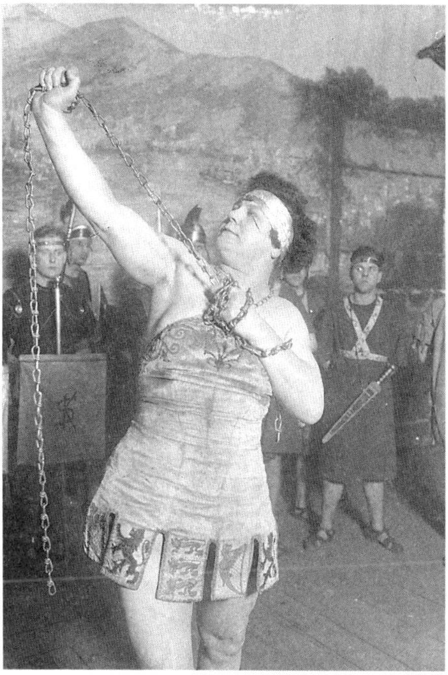

Katie Sandwina, geb. Brumbach (1884–1952) war die stärkste Frau der Welt und legte als Zirkusstar eine gewaltige Karriere hin. Sandwina konnte ihren eigenen Ehemann mit einer Hand in die Luft stemmen, irritierte mit ihrem muskulösen Körper, stellte gängige Rollenbilder auf den Kopf und unterstützte die Suffragettenbewegung. Bis der »Hardbody« bei Frauen salonfähig wurde, dauerte es aber noch Jahrzehnte.

»Hardbody« der Frau, damals besonders spektakulär präsentiert von Gewichtheberin Sandwina oder »Lady Hercules«, signalisierte auch eine Form der Emanzipation.

Sandwina stemmte nicht nur sehr schwere Hanteln – sie war auch eine Vorreiterin des Frauenwahlrechts in den USA und prägte mit ihrem Äußeren das Bild einer unabhängigen Frau, die eben auch ob ihres starken Körpers nicht auf die Hilfe eines Mannes angewiesen ist. Natürlich war »Lady Hercules« eine Ausnahmeerscheinung, der ästhetisch nur verhältnismäßig wenige Frauen nacheiferten, aber sie bereitete den Weg, der geradewegs zu Jane Fonda und ihren Aerobic-Kursen der achtziger Jahre führte. Sport zu treiben, um den eigenen Körper zu formen, war zu diesem Zeitpunkt dank ihrer weit verbreiteten Videos definitiv auch für Frauen im Mainstream angelangt, die damit – laut Scheller – auch die Hoheit über den eigenen Körper zurückeroberten. Das neue, selbstbewusste Auftreten, das so quasi antrainiert wurde, war nicht mehr als Unterwerfungsgeste gedacht.

Die Frage ist natürlich, was aus der emanzipativen Geste wird, wenn parallel dazu der Druck (für alle) wächst, dem Idealbild eines durchtrainierten Körpers zu entsprechen. Auch wenn der Aufwand, Muskelmasse aufzubauen, altersbedingt zunimmt. Eine individuelle Entscheidung, die natürlich jede*r für sich selbst treffen kann. Bei aller berechtigten Kritik am neoliberalen Selbstoptimierungswahn lässt sich allerdings auch die These von Jörg Scheller vertreten, dass »das Training, der Aufbau von Muskulatur, letztendlich dem urdemokratischen Versprechen entspricht, dass sich jeder und jede weiterentwickeln kann, dass man durch Arbeit an sich selbst Grenzen überschreiten und auch jemand anders werden kann«. Und wenn wir an dieser Stelle zu unserem Credo zurückkehren, dass Leben immer Veränderung bedeutet, könnte es in der Mitte des Lebens auch eine gute Idee sein, diese Veränderung selbst zu gestalten, statt sich den Veränderungen, die altersbedingt kommen, hilflos auszuliefern.

○ Manchmal ergeben sich beim regelmäßigen Training auch Dinge, mit denen man nie gerechnet hätte. Ich musste zum Beispiel erst vierzig werden, um im Kopfstand stehen und im Spagat inzwischen fast auf dem Boden sitzen zu können. Konnte ich vorher nie. Und es hat mich auch nie besonders interessiert. Heute hingegen machen mir diese Fähigkeiten, die ausschließlich das Ergebnis einer ausdauernden physischen Praxis sind, diebischen Spaß. ○

Ausdauer, meint Langstreckenschwimmer Martin, sei eh eine Qualität, mit der man im mittleren Alter punkten könne. Denn für Ausdauer braucht man Zeit: »Wenn du ein Jahr auf Ausdauer trainierst«, meint er, sei das Ergebnis mitunter noch nicht überzeugend. »Aber wenn du zehn Jahre auf Langstrecke trainiert hast, dann hast du eine Grundausdauer, eine Schnelligkeit, die du auch über längere Strecken aufrechterhalten kannst.« Und das kann man eben im Alter sehr gut ausbauen. Die sogenannte Sprintschnelligkeit, sagt Martin, habe hingegen viel mit Genetik zu tun und damit, wie viel Sauerstoff die Muskeln aufnehmen können. Das sei etwas, das ab dem dreißigsten Lebensjahr massiv nachlasse.

Und so lässt sich aus dem Sport und wie Menschen ihn betreiben, durchaus eine Metapher fürs Leben ableiten: Wer noch nicht so lange gelebt hat, kann besonders auf der Kurzstrecke glänzen, wer länger gelebt hat, eher auf der Langstrecke.

Mittendrin am Ende

Warum Liebe scheitert

Der Anfang vom Ende begann an einem warmen Nachmittag im Mai. »Ich habe mich verliebt, und ich weiß nicht, was das für uns bedeutet.« Ich stand auf, trat in den Erker unserer Altbauwohnung und schaute ungläubig hinaus auf die Straße. Das Herz pochte. Hatten wir hier nicht noch vor Kurzem gemeinsam Arm in Arm gestanden und uns gesagt, wie glücklich wir sind, was für ein gutes Leben wir haben? Das war doch erst vorgestern gewesen oder höchstens vor vier Wochen. Oder war das schon länger her? Draußen liefen die Passanten vorbei, Autos bogen in die Straße ein, nichts Besonderes, dabei brach hier drinnen gerade eine Welt zusammen. Eine schöne rosarote Welt, in der doch alles in Ordnung war, so harmonisch auch noch nach 16 Jahren, reich gefüllt und immer weiter zu füllen, leicht und lustig! Es konnte sich nur um einen Irrtum handeln, eine kurze Verirrung, man kann sich verlieben, aber das heißt doch nicht, dass man sich trennt. Dann flossen Tränen, wir hielten uns fest, und ich sagte »Wir kriegen das hin. Wer wenn nicht wir?!« 15 Jahre, sagen die Scheidungsstatistiken – und das sind die einzigen Statistiken, die es zu Trennungen gibt –, hält eine Ehe im Schnitt. Und im Schnitt wird sie derzeit im Alter von 45 Jahren geschieden. Das passte ja bis auf die Tatsache, dass wir nicht verheiratet waren, ganz gut. »Alles ist so klischeehaft«, sagten wir in der Therapiesitzung, und die Paartherapeutin antwortete: »Sie sind ein Klischee! Und das zu merken, schadet nicht, es macht demütig.« Die Therapeutin strahlte Hoffnung aus, sie sagte auch: »16 Jahre ohne Krise, das ist wie ein Sechser im Lotto.« Sie machte kluge Anmerkungen, es gab sogar regelrechte Erweckungsmomente, die direkt in die Zukunft zielten. Sie begleitete uns, wie wir die Beziehung öffneten, bald gab es nicht nur eine dritte, sondern eine vierte Person. Konnte das entgegen jeder Vernunft der Weg aus der Krise sein? Zwischendurch fühlte es sich so an, aber die Kluft wuchs, ich spürte es, die Abwendung, diese Unerreichbarkeit, ich sprach es in den kommenden Monaten mehrfach aus: »Ich fühle nichts mehr.« Wir stritten, wir verletzten uns, wir gingen uns aus dem Weg. Ich fühlte mich wie ein angeschossenes Reh, das umherirrt und dabei langsam, aber sicher verblutet. So ging es bald ein Jahr. Dann war die Beziehung beendet.

»Es ist wie ein schwarzes, bodenloses Loch, in das man hineinfällt«, sagt meine Kollegin Kerstin Schweighöfer, mit der ich erst viel, viel später über solche Beziehungsenden in der Mitte des Lebens spreche. »Alles bricht zusammen, dein Leben liegt in Trümmern, nicht nur die Liebesbeziehung, sondern auch der Freundeskreis und das gesamte soziale Umfeld. Und in der Mitte des Lebens kommt noch hinzu, dass man denkt: Das war es jetzt für alle Zeiten.« Kerstin hat 2019 ein Buch veröffentlicht, das ich irgendwann nach der Trennung auf meinem Stapel mit ungelesenen Büchern entdeckte: »Herzensbrüche«. In ihm sind Geschichten versammelt, die das Leben schrieb: vom Mann, der seine Autoschlüssel nimmt und nicht mehr zurückkommt, oder von der nicht gelebten Liebe, die sich irgendwann doch einfach Bahn bricht. Von Menschen, die von Anfang an spürten, dass sie nicht zusammenpassen, und solchen, die das perfekte Paar zu sein schienen. Wer verließ und wer verlassen wurde, spielt eine untergeordnete Rolle. Immer aber kam das Ende für die Verlassenen wie aus dem Nichts, während die, die gingen, schon länger Abwanderungstendenzen hegten. ●

Wer sich jetzt nicht trennt…

Die Beziehungskrise – mindestens in einem Kopf – zieht sich also oft längere Zeit durchs Midlife, bis es zum endgültigen Bruch kommt. Und auch wenn man sich in einer Biographie oft schon vor Erreichen der Mitte des Lebens öfter mal getrennt hat, nehmen die Trennungen nach langjährigen Verbindungen unter den Mid-Menschen zu. Zum einen natürlich, weil oft erst in diesem Alter genügend Lebenszeit verstrichen ist, um auf so etwas wie eine langjährige Beziehung zurückblicken zu können. Zum anderen hat das durchschnittliche Scheidungsalter mit Mitte vierzig auch etwas damit zu tun, dass sich in den Lebensläufen der Menschen in der westlichen Welt vieles nach hinten verschoben hat. »Das Scheidungsalter ist angestiegen mit anderen Lebenslauf-Ereignissen: Die Heirat hat sich nach hinten verschoben, die Geburt des ersten Kindes hat sich nach hinten verschoben«, erklärt die Soziologin Michaela Kreyenfeld. Wir trennen uns also auch vermehrt in der Mitte des Lebens von Lebensgefährt*innen, weil wir es in jüngeren Jahren aufschieben, uns festzulegen.

Zur Frage aber, warum sich Paare überhaupt trennen, und das, obwohl die Sehnsucht nach der lebenslangen Liebe konstant groß ist, liefert die Soziologie keine wirklich harten Fakten. Was sich sagen lässt: Ökonomische Unsicherheit und Arbeitslosigkeit begünstigen das Auseinandergehen ebenso wie schnelles Zusammenziehen nach einer relativ kurzen Kennenlernphase, so Michaela Kreyenfeld. Und auch das gesellschaftliche Umfeld spielt natürlich eine Rolle bei der Frage, ob man zusammenbleibt oder nicht. Im Vergleich etwa zu den siebziger oder achtziger Jahren, als im ZDF eine erfolgreiche TV-Sendung namens »Ehen vor Gericht« das Grauen einer Scheidung zur Hauptsendezeit auf psychologischer wie juristischer Ebene durchexerzierte, sind Trennungen heutzutage gesellschaftlich weniger sanktioniert.

○ In meiner Grundschulzeit zum Beispiel gab es in der vierten Klasse gerade mal ein Mädchen, meine Freundin Julia, deren Eltern sich getrennt hatten. In der Klasse meiner Tochter hingegen sind die wenigsten Eltern noch zusammen. Die Trennung ist hier die Regel. Zwar ist das Milieu ein anderes. Ich bin in einem ländlichen Vorort aufgewachsen, katholische Gegend, meine Tochter wächst im atheistischen Berlin auf. Aber der persönliche Eindruck spiegelt sich auch in der bundesdeutschen Statistik, nach der nicht nur immer weniger Ehen geschlossen werden, sondern auch immer mehr Langzeitehen geschieden. ○

Dabei lässt sich den gestiegenen Zahlen auch etwas Positives abgewinnen, meint Michaela Kreyenfeld. Menschen nehmen ihre Partnerschaft ernster und haben so hohe Ansprüche an Beziehungen, dass sie sie eben auch verlassen, wenn sich diese als dysfunktional herausstellen. Es lassen sich noch andere Gesetzmäßigkeiten aus den Statistiken ableiten: Gibt es Kinder, wird die Trennung tendenziell weiter nach hinten verschoben. Und am Ende sind es in heterosexuellen Beziehungen häufig die Frauen, die den entscheidenden Schritt tun. Das ist ein Novum, denn die Entscheidung zu gehen, kam für Frauen früher aus ökonomischen Gründen kaum in Frage. Ein weiteres Novum ist, dass sich im Gegensatz zu früher, als sich zunächst vor allem hochqualifizierte Frauen haben scheiden lassen, heute auch immer mehr Frauen mit niedrigerer oder mittlerer Bildung trauen, den Partner zu verlassen. Die »Scheidungsintensität«, wie Kreyenfeld dieses Phänomen nennt, nimmt zu.

Hochrisikofaktor Schweigen – warum Liebe versiegt

Psychologen haben meistens zwei Erklärungen für Trennungen: Entweder man hat sich irgendwie »entfremdet«, oder das ehemalige Liebespaar ist an einem Punkt angekommen, an dem beide ihre

Unterschiede nicht mehr ertragen können. Das eine verläuft eher heimlich, still und leise, das andere eher laut und konfliktlastig. Aber warum passiert das überhaupt? Warum leben sich zwei Menschen, die sich heiß und innig geliebt und begehrt haben, auseinander? Wann verlor sich die Zartheit des Anfangs, wann verwandelte sie sich in Verhärtungen? Warum konnten sie die grundsätzliche Zuneigung nicht mehr übersetzen in eine Sprache, die der andere versteht, obwohl man die ja mal beherrschte? Ab wann sehnte man sich nach einem anderen Leben, nach einer anderen Person? Und wie konnte am Ende ein Teil der Beziehung überhaupt nicht mitbekommen haben, dass der andere schon länger im Begriff zu gehen war? Kerstin Schweighöfer nennt als einen roten Faden der Trennungsgeschichten, die ihr erzählt wurden, den »Hochrisikofaktor Schweigen«, und zwar vor allem das Schweigen über die eigenen Schattenseiten und Schwächen. Ein Schweigen, das erst mal bequem ist und an das man sich deshalb sehr viel leichter gewöhnen kann als an die Aussprache. »Die Paare sind nicht in die Konfrontation gegangen, wenn es darauf ankam, sie haben ihre Irritationen und Wünsche unter den Teppich gekehrt. Sie haben nicht auf ihre Grenzen geachtet, sondern sie immer weiter gedehnt. Mit dem Schweigen verlor sich die Herzensnähe und die Verbundenheit.«
○ Das Schweigen spielte rückblickend auch in meinen Beziehungskrisen eine große Rolle. Und das, obwohl ich und meine Lebensgefährten nach außen hin als durchaus kommunikativ galten. Wir hatten uns immer viel zu erzählen und redeten auch gerne. Aber es bereitete uns in der Tat Schwierigkeiten, über eigene Ängste, schambesetzte Themen und auch Wünsche zu sprechen, ohne dass sich die oder der andere gleich in der Verantwortung fühlte. Wir konnten nichts stehen lassen. Schnell wurden Enttäuschungen zum Vorwurf, Schwächen zum Makel und Gefühle von Traurigkeit gegenseitig aufgerechnet. Entschuldigungen fielen schwer, und das Sprechen über die positiven Seiten des geliebten Menschen blieb

irgendwann aus. Stattdessen stritten wir. Oft sagen Paartherapeut*innen ja: »Wer nicht streiten kann, landet bei uns.« Aber die Streite, die wir hatten, waren auch nicht des Rätsels Lösung. Unsere Streite glichen Explosionen. Sie ließen uns erschüttert zurück, aber wir entwickelten uns nicht weiter. Wir beschuldigten uns so lange gegenseitig irgendwelcher Versäumnisse, bis klar war: Da ist auf beiden Seiten gleich viel Wut – aber an diesem Punkt ist es schwer, aufeinander zuzugehen. Es fehlt die Empathie, die Zartheit, und irgendwann fehlte bei uns auch der Wille, miteinander nach einem neuen gemeinsamen Weg zu suchen.

Fragen in diesem Zusammenhang sind natürlich: Wie streitet man richtig, ohne sich gegenseitig zu zerfleischen? Wie verpackt man die Wut und den Ärger nicht in den Schreianfall, nicht in das nur vermeintlich sachliche Argument oder den leisen Giftpfeil, der die Partnerin oder den Partner zielgenau dort trifft, wo es ihn oder sie am meisten verletzt? Und wie heilt man die Wunden, vorausgesetzt, man spürt überhaupt, dass man sie hat? Ich habe auf diese Fragen ein paar einfache, aber effektive Tipps von Paartherapeut*innen bekommen, die daraus bestehen, sich regelmäßig zu verabreden, um sich auf den jeweiligen Gefühlsstand zu bringen, sich feste Redezeiten zuzugestehen, in denen keine Kommentare und Unterbrechungen erlaubt sind, und den oder die andere bei diesen Treffen immer auch positiv zu würdigen und sich zu entschuldigen, wenn es etwas zu entschuldigen gibt. Manchmal gelingt es mir inzwischen, das zu beherzigen. (Entwickelt hat diese Methode der »Zwiegespräche« der Psychotherapeut Michael Lukas Moeller, dessen Buch mit dem treffenden Namen »Die Wahrheit beginnt zu zweit« längst ein Klassiker der Paartherapie ist.) ○

Die gemeinsame Wahrheitsfindung ist *ein* Ansatz, und trotzdem ist das Sprechen allein nicht der Kitt aller Beziehungen. Manchmal steht gerade die Art der Kommunikation dafür, dass die Liebe tatsächlich nicht reicht. Dass man sich vertan hat miteinander. Das gilt es auch, herauszufinden: Stimmt die Chemie in manchen Bereichen noch wie von selbst? Woran können wir tatsächlich arbeiten? Wenn Antworten hier generell sehr spärlich ausfallen, ist es vielleicht auch der Moment, sich einzugestehen, dass es Zeit ist, zu gehen.

Dieses Auf und Ab in der Liebe ist natürlich nichts Midlife-Spezifisches. Die Höhen und Tiefen ziehen sich durch das ganze Leben, werden seit Jahrhunderten auch in Gedichten beschrieben, in Romanen und Songtexten verarbeitet. Meistens sind die Protagonist*innen jüngeren Alters, die Gefühle heftig, aber noch weit entfernt von der Resignation, die sich in den mittleren Lebensjahren bei einer großen Krise oder dem Ende der Beziehung einstellen kann. Dabei gibt es Grund zur Hoffnung: Wenn man das Scheitern erst einmal demütig akzeptiert und die Frage nach der Schuld hinter sich gelassen hat, kann man in der nächsten Beziehung vielleicht ein paar altbekannte Fehler vermeiden und sich die neuen schon im Voraus verzeihen. Und das gelingt mit Reife und Lebenserfahrung viel besser.

Unsere Freundin Regina verliebte sich mit Ende dreißig neu und trennte sich von ihrem langjährigen Partner, obwohl alles eigentlich super war. »Wir haben uns nie gestritten, und irgendwie waren wir auch immer so ein verrücktes, tolles Pärchen, das war unser Selbstbild. Trotzdem hatten wir ein Riesenproblem, weil wir keine Auseinandersetzung geführt haben. Alles war möglich, alles war erlaubt.« Im Rückblick, glaubt Regina, hatte das zur Stagnation geführt, es gab keine Weiterentwicklung, und das, obwohl die beiden ein gemeinsames Kind hatten.

Ähnliches hat Juliane erzählt, bei der schon nach der Geburt des ersten Kindes Probleme in der Beziehung auftauchten: mit der neuen Rolle als Eltern, damit, sich als Paar ohne viel gemeinsame Zeit neu zu definieren. Statt sich diesen Problemen zu stellen, bekamen die beiden erst einmal ein weiteres Kind und ertrugen den ungelösten Zustand noch viele weitere Jahre. »Als Paar müsste man sich mit der beginnenden Elternschaft eingestehen, dass man nicht fertig ist und sich gemeinsam weiterentwickeln muss«, sagt Juliane heute. Stattdessen hatte sie damals das Gefühl, überhaupt keine Rückmeldung zu bekommen, und spürte fast so etwas wie Feindseligkeit ihres Partners ihr gegenüber. »Ich fühlte mich entwertet. Da war keine Nähe mehr«, bringt sie die lange Entfremdung auf den Punkt. Mit diesen Erfahrungen ist Juliane nicht allein. Die neuen Aufgaben in einer jungen Familie, die Dauererschöpfung und Müdigkeit führen viele Paare an den Abgrund ihrer Beziehung. Der Alltag ist eng getaktet, lässt kaum Raum zur Reflexion. Viele Freundinnen in heterosexuellen Beziehungen berichten über das ewige Konfliktfeld Gleichberechtigung und die ständigen Aushandlungsprozesse um die Bewältigung des kleinfamiliären Alltags: Wer übernimmt welche Aufgaben, wer steckt wie viel zurück, wer kann sich wie beruflich entfalten? »Eigentlich konnten wir nie so richtig gut über Schwierigkeiten sprechen, das war aber vor der Geburt der Kinder nicht so relevant, weil es genug andere schöne Dinge in unserem Leben gab«, meint Juliane heute. »Aber wenn sich diese ganzen Schwierigkeiten dann so aufstapeln, wird es zum Problem.« Gerade wenn Kinder im Spiel sind, für die man nur das Beste will, was in der eigenen Wahrnehmung oft eben nicht eine Trennung ist. Heute bilanziert Juliane, dass es am Ende doch die Gemeinsamkeiten seien, die es einem Paar möglich machen, sich im Konflikt zu begegnen und dann eben auch Paar zu bleiben. »Es war eine große Liebe, aber wir würden uns auf keinen Fall noch einmal wählen. Und eigentlich ist es ja auch ein Zeichen von Liebe und Selbstliebe, sich und dem oder der anderen gegenüber das Scheitern einzugestehen und zu sagen: Wir haben nicht mehr die Kraft. Wir haben nicht mehr die Zuversicht.«

Auch Andreas setzt anders als in früheren Beziehungen inzwischen auf Gemeinsamkeiten. Er hat sich ebenfalls in der Mitte des

Lebens getrennt. Mehrfach sogar. Er führte einige kurze Partnerschaften, in denen die Anziehung darauf beruhte, wie verschieden die Partner voneinander waren, was seiner heutigen Ansicht nach das Urproblem gewesen ist. »Das klingt jetzt wahnsinnig konservativ, wie so ein Matchmaker, aber ich bin mit 52 inzwischen in so einem Alter, wo ich verstehe, was diese Matchmaker eigentlich machen. Sie schauen nach der Übereinstimmung von Werten, Bildung und Familienhintergrund. Natürlich beginnt alles mit einer erotischen Anziehung. Aber erst wenn diese Illusion der Verliebtheit vorbei ist, stellt sich heraus, ob man einfach auch gerne Zeit miteinander verbringt, gerne in einem Raum ist, befreundet ist.«

Es gibt in unserem Umfeld einige Bekannte, auf die das definitiv nicht zutrifft, die als Paar nicht gerne Zeit miteinander verbringen, die definitiv nicht oder nicht mehr miteinander befreundet sind, sich zum Teil auch nicht mehr ein Schlafzimmer teilen und die sich – oft der Kinder wegen – über Jahre in einer Dauerkrisensituation eingerichtet haben. Einige geben unverhohlen zu: Würden sie sich jetzt neu verlieben, würden sie die bestehende Beziehung sofort beenden, mit oder ohne Kinder. Es sind Beziehungen, bei denen auch Außenstehende die bleierne Schwere spüren, die das Paar und sein Heim umgibt. Betritt eine dritte Person als Liebesaffäre ein solches Konfliktfeld, stehen die Chancen also gut für eine Trennung.

»Ein Betrug kann die Todesglocke einer schon lange sterbenden Beziehung sein«, sagt die Psychotherapeutin Esther Perel. »Denn Betrug erscheint jenseits von Sex schon vorher in vielen verschiedenen Formen: Verachtung, Vernachlässigung, Desinteresse, Gewalt.« Perel, die sich in unzähligen Büchern, Podcasts und Youtube-Videos mit Begehren, Lust und Untreue in Beziehungen beschäftigt hat, ist wie viele Paartherapeut*innen bekennender Fan langer Beziehungen und sieht im Ausbruch eine Chance für den Neustart der bestehenden Partnerschaft, auch wenn die Zeiten heutzutage eher auf Trennung und Scheidung stünden. Sie erklärt sich das übrigens so: Seit sich das Ideal der romantischen Beziehung durchgesetzt habe, fragten wir uns nicht mehr: »Bin ich unglücklich?«, sondern »Könnte ich noch glücklicher sein?«. Und gerade in der Mitte des Lebens, also in der Talsohle der Glückskurve, werden solche grundsätzlichen Fragen noch einmal existenziell neu aufgeworfen.

War's das jetzt, oder geht noch mal was? Bin ich mit diesem Partner oder dieser Partnerin wirklich glücklich, ist das das Leben, das ich wirklich führen wollte? Natürlich gibt es schwerwiegende Gründe, sich von einem Partner oder einer Partnerin zu trennen. Aber nicht immer, sagt Esther Perel, sei es dessen Unzulänglichkeit, die solche Zweifel aufkommen ließen, sondern der Blick auf unser eigenes Leben: der Blick auf das, was aus uns geworden ist. Wir funktionieren als Paar, wir kommen gut klar, wir haben unsere Routinen, aber jenseits dessen passiert nicht mehr viel. Gerade in einer Lebensphase, die bereits von ersten Verlusten getrübt wurde, kann die Affäre das Gefühl von Lebendigkeit wiedererwecken: Vielleicht starb ein Elternteil, vielleicht ging ein Freund zu früh, vielleicht bekam jemand anderes eine schlimme Diagnose – die Affäre wirkt wie ein Mittel gegen Taubheit, gegen den Tod.

○ Ich kenne dieses steinerne Gefühl in der Brust auch. Ein Gefühl, das sich einstellt, wenn die Verletzung und die Enttäuschung wächst und ein harter Panzer die wunden Gefühle schützt. Der Panzer bringt Stabilität, hält zusammen, was sonst auseinanderfließen würde – an ihm prallt aber auch alles Sanfte und Weiche ab. Wie schön ist es da, sich zu verlieben, sich wieder zu öffnen und zu spüren. Ein Gefühl, das manchmal so viel Kraft verleiht, dass man glaubt, auch eine schmerzhafte Trennung überstehen zu können. Manchmal ist es auch einfach das Gefühl der eigenen Taubheit, von dem man sich verabschieden will. Die Affäre erinnert dann an das Potenzial der Gefühle, die in einem stecken und die eine andere Form der Teilhabe am Leben suggerieren. Schwindet der Glaube an die Wiederbelebung einer alten Beziehung, steigt die Chance, dass die Affäre den Weg hinaus aus dieser weist. Das ist traurig, aber auch die Situation vor einer Trennung – mit oder ohne Affäre als Auslöser – ist oft traurig: »Ich hatte diesen tot wirkenden Mann an meiner Seite«, sagt zum Beispiel Juliane, »und so wollte ich einfach nicht mehr leben. Und ich wollte auch nicht, dass meine Kinder uns so als Paar erleben.« ○

Silver Splitting

● Es war ein kühler Frühjahrsabend während der Pandemie, als mein Gartennachbar fragte, ob ich nicht auf ein Bier zu ihnen rüberkommen wollte. Als ich mit ihm und seiner Frau an der Feuerstelle stand, verriet er mir, dass sie heute ihren 20. Hochzeitstag feiern, etwas anders als geplant, denn die große Feier musste wegen Corona ausfallen.

»Umso schöner, dass du jetzt hier mit uns stehst!«

Es war ein besonderer Moment, in dem ich ihre stille Freude, aber auch meine eigene Melancholie spürte.

»Das freut mich für euch«, sagte ich. »Leider sind wir als Paar nicht so weit gekommen.«

»Ach, weißt du, nach so vielen Jahren ist das Thema Trennung einfach durch. Da bleibt man zusammen.«

Es war ein schönes, ehrliches Bekenntnis an diesem 20. Hochzeitstag, und es rührte mich. Außerdem hatte ich vor meinem eigenen Beziehungsende auch immer gedacht, dass ich mich nie trennen möchte. In diesem Augenblick war ich sogar ein bisschen neidisch auf die beiden: Sie waren noch zusammen, sie hatten das über all die Jahre geschafft. Wir nicht. Verstanden hatte ich inzwischen allerdings auch, dass die Dauer einer Beziehung nicht vor ihrem Ende schützt. Vor allem Trennungen bei Langzeitbeziehungen von über 25 Jahren nehmen zu – man hat sogar eigene Begriffe für sie kreiert: »silver splitting« und »grey divorce«. Es sind Scheidungen, die eher gen Ende oder jenseits der Mitte des Lebens vollzogen werden, wenn die Kinder aus dem Haus sind, die Paare auf sich selbst zurückgeworfen werden und einen neuen Modus für sich finden müssen. ●

Aber egal in welcher Phase einer Langzeitbeziehung eine Trennung stattfindet (und hier muss auch einmal betont werden: Siebzig Prozent aller Ehen werden nicht getrennt) – die Trennung in der Mitte des Lebens ist härter und einschneidender als in jungen Jahren. Die Erkenntnis, dass es mitunter zum wiederholten Mal und trotz aller Anstrengungen und Investitionen in eine gemeinsame Zukunft und selbst trotz Kinder (wenn welche da sind) nicht geklappt hat mit der Liebe, ist niederschmetternd. Die Zweifel am eigenen Ich sind genauso schwerwiegend wie die an der Partnerin oder dem Partner oder auch am Leben insgesamt. Wer verlässt, den quälen neben dem Verlust häufig jahrelang Schuldgefühle. Und wer verlassen wurde, der trauert tief verletzt oft jahrelang um die Beziehung und das alte Leben.

● Fast täglich habe ich mich in der dunklen Trennungszeit beim Aufwachen gefragt, wann der Schmerz endlich nachlässt, und ich kann mich genau an den Moment erinnern, als ich zum ersten Mal wieder mit Zuversicht der Sonne entgegenradelte. Es war ein Sommertag, und es gab eine Verabredung mit Freunden in Mecklenburg-Vorpommern, wir würden Boote zu Wasser lassen. Ich hatte Kopfhörer auf den Ohren, die Musik aufgerissen und raste über die Landstraße durch die frische Morgenluft meinem Ziel entgegen. Später machte ich mir eine Notiz: »Tag 437 nach der Trennung – das Leben ist schön.« Na klar, die Trauer holt mich gelegentlich immer noch ein, urplötzlich steigt sie in mir hoch, es reicht ein Foto, ein Ort, der Satz eines Freundes. Aber sie krallt sich nicht mehr so fest, sie verzieht sich einfach wieder. Die rationalen Erklärungen für das Scheitern unserer Beziehung, die ich zwischenzeitlich gefunden hatte – man rekonstruiert sich im Nachhinein manches auch schlecht –, bewerte ich heute gerade auch im Angesicht manches Beziehungselends in meinem Umfeld anders. Denn wir hatten eine glückliche Zeit. Sie ist vorbei. Aber es ist ok. ●

Unser Freund Andreas nahm nach seiner Scheidung ein Jahr Auszeit und verbrachte lange Zeit in einem buddhistischen Schweigekloster. Den Glauben an so etwas wie eine neue Romanze hatte er verloren. Aber solche Trennungen, meint er, hätten ja auch immer etwas von einem Läuterungsprozess: »In schlechten Beziehungen hatte ich irgendwann das Gefühl, ich werde nie wieder glücklich. Aber in dem Moment, wo die Beziehung vorbei ist, ist ja alles wieder möglich. Ich muss ja nur rausgehen, und da kann etwas passieren. Und das Interessante an solchen Lebenslagen ist: Es passieren dann auch witzige Sachen.«

Auf zu neuen Paarungsstrategien

Männer, so die Soziologin Michaela Kreyenfeld, litten emotional stärker unter einer Trennung als Frauen, die eher finanziell betroffen sind. Aber Männer sind auch schneller wieder in einer neuen Partnerschaft und profitieren generell gesundheitlich und sozial stärker von einer Ehe. Fünf Jahre nach einer Scheidung sind drei Viertel der männlichen Vierzig- bis Sechzig-Jährigen wieder verheiratet, aber nur jede zweite Frau. Diese Unverhältnismäßigkeit verstärkt sich zumindest in der Heterowelt mit zunehmendem Alter noch. Alleinstehende mittelalte Frauen klagen oft darüber, dass gleichaltrige Männer sich lieber eine deutlich jüngere Partnerin suchen. Männer wie unser Freund Andreas reagieren schulterzuckend, dass sie sich diese »Gesetzmäßigkeit« nicht ausgesucht hätten. Frauen blickten eben oft auch sehr auf den »Status« ihrer heterosexuellen Partner. Täten sie das weniger, könnten sie sich ja auch mit jüngeren oder weniger gebildeten Partnern zusammentun. Eine Uni-Professorin hat ihre Dating-Erfahrungen zu dem Thema in einem Interview mal so auf den Punkt gebracht: »Männer tun sich mit einem akademischen Grad bei Frauen mittleren Alters generell schwer. Und wenn einer beim ersten Treffen sagt, »dein Doktortitel stört mich nicht«, sei das noch die dezente Variante dieses männlichen Unbehagens. Die Frau, die aus der erlernten patriarchalen »Gesetzmäßigkeit« ausbricht, braucht eben auch den Mann an ihrer Seite, der dazu bereit ist.

Eva Illouz beschreibt in ihrem Buch »Warum Liebe wehtut« die weibliche Paarungsstrategie als »homogam« oder »hypergam«: Heterosexuelle Frauen neigten dazu, sich einen Mann mit vergleichbarem oder höherem Bildungs- und sozioökonomischem Status auszuwählen. Eine Strategie, die in der jahrtausendealten patriarchalen Geschichte lange Zeit von gewissem Vorteil war. Doch seit das Bildungsniveau der Männer langsamer steigt als das der Frauen – und das ist schon seit 1980 der Fall – und die Erwerbskraft der Männer im Vergleich zu der der Frauen im Durchschnitt abgenommen hat, sinkt dementsprechend auch die Zahl der männlichen Partner, die im Sinne dieser Paarungsstrategie zur Verfügung stehen. Was, wie Illouz schreibt, für einen immer größeren Anteil gebildeter Frauen aus der Mittel- und oberen Mittelschicht bedeutet, dass sie um dieselben gebildeten und wohlhabenden Männer konkurrieren. Es kommt zum Engpass. Nun könnte man sagen: Dann ist es eben für Frauen an der Zeit, ihre alte Paarungsstrategie über Bord zu werfen. Und das ist sicherlich keine schlechte Idee. Allerdings führt die »Vorherrschaft des Ageismus – der Altersdiskriminierung«, wie Eva Illouz schreibt, dazu, dass die Wahrscheinlichkeit, als heterosexuelle Frau einen jüngeren Partner zu finden, gesellschaftlich bedingt deutlich geringer ist als umgekehrt. Und zwar ganz unabhängig davon, ob er weniger gebildet ist und über ein geringeres Einkommen verfügt als sie.

In der heteronormativen Welt gilt – trotz Promi-Ausnahmen wie Brigitte Macron, Tilda Swinton oder Heidi Klum, die alle mit jüngeren Männern zusammen sind – nach wie vor, dass Frauen in Beziehungen jünger sein können und es auch sein sollen.

Auch hier lohnt mal wieder ein Blick ins queere Universum, vor allem in die Lebenswelt lesbischer Frauen: Sie haben nämlich in der Regel weder mit großen Altersunterschieden noch mit großen körperlichen Veränderungen durch das Alter nennenswerte Probleme. »Ich sehe immer wieder, wie auch jüngere Lesben ältere Frauen interessant finden«, sagte die Schauspielerin und Kabarettistin Maren Kroymann vor einigen Jahren im Interview. »Sie mögen das Reife, vielleicht auch Überlegene, sie lieben das Un-Tussige.« Dagegen gälten intellektuelle ältere Frauen bei Männern »ja eher als unerotisch, und wenn sie dann noch Humor haben, ist das für Männer ganz schwer auszuhalten«.

○ Ich habe mein altes persönliches Paarungsschema tatsächlich über Bord geworfen. Seit meiner letzten Trennung bin ich in einer Beziehung mit einem jüngeren Mann. Das hat einiges auf den Kopf gestellt und generell meine Vorstellungen von mir und auch von romantischen Beziehungen verändert. Ich bin pragmatischer, aber auch um einiges unabhängiger geworden. Ich komme zunehmend besser klar mit dem Abschied von bestimmten Familienbildern und habe auch mehr Zeit für mich, weil die Kinderbetreuung seit der Trennung deutlich klarer und gerechter verteilt ist. Ich würde sagen: Ich weiß inzwischen, wie kostbar es ist, auch gemeinsam Krisen durchzustehen und sich allein und zu zweit weiterzuentwickeln und neu arrangieren zu können. Und ich akzeptiere eher, dass auch das mitunter ziemlich traurig und zermürbend ist. ○

● Mich hat die Trennung verletzlicher, vorsichtiger, in manchen Bereichen aber auch draufgängerischer gemacht. Ich weiß jetzt, dass morgen oder gleich nachher alles vorbei sein kann. Dass mich Traurigkeit einholen kann und ich die guten Stunden gerade deshalb auskosten muss. Mein Leben ist wie ein Experimentierfeld – alles ist möglich. Vieles denke, manches tue ich auch zum ersten Mal. Noch mehr als früher bin ich regelrecht gierig nach diesen glücklichen Momenten in angenehmer Gesellschaft. Ich lasse mich gerne auf neue Begegnungen ein, auch mit potenziellen Liebespartnerinnen, aber ich renne auch ebenso schnell wieder davon. Vielleicht ist es noch zu früh, vielleicht gibt es schon morgen diesen einen entscheidenden Blickkontakt? Oder sollte ich, was ich gestern noch verwarf, statt nur einen Menschen doch mehrere gleichzeitig lieben? ●

Regina sieht ihre Beziehung nach der großen Trennung nicht mehr als selbstverständlich an. Man ist vorsichtiger und weiß, dass es wieder schiefgehen kann, sagt sie: »Vielleicht gibt es so eine gewisse Nüchternheit. Dieses Verschmelzen, davon halte ich nicht mehr so richtig viel. Eine kluge, über siebzigjährige Frau hat mal zu mir gesagt: Die meisten Beziehungen scheitern nicht an der Distanz, sondern an zu viel Nähe.«

Heim und Hochbeet

Rückzug mit Pinsel und Gartenschere

○ Weiß, fliederfarben, weiß – mein Leben bis Mitte dreißig hatte einen ziemlich langweiligen Farbverlauf. Einziger Ausreißer: mein Jugendzimmer. Eine pastellige Mischung aus rosa und lila zierte die Wände dieses etwas verschnittenen Raumes, an dessen Tür das Schild »Nur Idioten halten Ordnung, das Genie beherrscht das Chaos« unoriginell, aber doch präzise auf den Punkt brachte, welche Rolle ein ansprechendes Interieur damals in meinem Leben spielte: eine verschwindende.

Das sollte sich ändern. Peu à peu begann ich, nach dem Auszug aus dem Haus meiner Eltern Möbel anzuschaffen. Vieles fand ich auf dem Flohmarkt und beim Trödel – Stühle und Tische unterschiedlichster Stilepochen, Werkstattschränke, Lampen oder Spiegel. Praktisches kam von Ikea, mein erstes neues Designermöbel war eine heruntergesetzte Kommode von e15 – da hatte ich die dreißig schon überschritten und ein bisschen gespart. Dafür wurde ein zigmal übermaltes Schränkchen für seinen Ursprungszweck reaktiviert: Meine Geschwister und ich waren schon darauf gewickelt worden und jetzt auch mein erstes Kind. Die Geburt meines Sohnes war natürlich in vielerlei Hinsicht eine Zäsur. Aber auch, was das Einrichten anging: Alles, was alt war, nannte man jetzt »Vintage«, und in den folgenden Jahren begegneten einem immer mehr »Vintage«-Möbel im »Midcentury-Style« – also der Einrichtungsära unserer Eltern, als sie jung waren. Ich fand nicht mehr zufällig, sondern suchte gezielt nach gebrauchten Designerstücken von Saarinen, Eames oder Jacobsen, und irgendwann fing das an mit den Wandfarben der britischen Firma Farrow & Ball. Ich überpinselte meine weißen Wände mit Farben, die »Chinese Blue«, »Ball Green« oder »Elephant's Breath« hießen. Die Namen dieser Farben waren so blumig, dass sie sogar zum Partytalk taugten, denn andere machten dasselbe. Wir waren alle Opfer einer perfekten Marketingkampagne und eines gewissen Lifestyles geworden und ließen uns bereitwillig darauf ein. Für mich waren die Farben aber auch eine Form der Aneignung meiner Mietwohnung, die angesichts der Berliner Mietpreisentwicklungen immer unsicherer zu werden schien.

Als spöttische Beobachterin dieser relativ gleichgeschalteten Ausdrucksformen könnte man natürlich auch sagen: Je älter man ist, desto spießiger wird man; das ist der Lauf der Dinge. Aber sowohl in den Diskussionen um Vintage-Möbel, Wandfarben und Wohnungspreise als auch in dem Wunsch nach einem Rückzugsort im Grünen oder wenigstens einem Schrebergarten in der Stadt schwingt auch immer etwas Existenzielles mit – eine neue Sehnsucht, irgendwann irgendwo anzukommen, die sich irgendwie auch materiell manifestieren soll. ○

Wer jetzt kein Haus hat, baut sich keines mehr

Unsere Eltern hatten das ja durchaus hingekriegt. Wobei sie viel früher dran waren. Das Haus im Vorort schafften sie sich schon mit Ende zwanzig an, zu Beginn der Familiengründung, mit der sie uns ja auch um Jahre voraus waren – wenn wir uns überhaupt dazu entschieden, Kinder zu bekommen. Bei uns dauerte alles länger. Länger, bis wir uns darüber im Klaren waren, was wir im Leben machen wollten, länger, bis wir über ein regelmäßiges Einkommen verfügten, länger, bis wir den Wunsch nach einem Eigenheim überhaupt formulierten. Im Nachhinein betrachtet dauerte alles *zu* lange. Und so müssen wir jetzt manchmal an die Zeilen aus Rilkes »Herbsttag« denken: »Herr, es ist Zeit, der Sommer war sehr groß – Wer jetzt kein Haus hat, baut sich keines mehr.«

Gerade in Deutschland ist die Mitte des Lebens die Phase, in der sich Menschen am ehesten ein Eigenheim anschaffen, auch weil man sich die Kreditwürdigkeit erst mit einer langen und soliden Erwerbsbiographie erarbeiten muss. Anders als in den Niederlanden oder Großbritannien, wo einen das Thema Wohneigentum durch das gesamte Erwachsenenleben begleitet. Dank einer anderen Darlehenspolitik und der Absetzbarkeit von Hypothekenzinsen erklimme man dort die »housing ladder« oft schon mit dem ersten Einkommen, sagt Sebastian Kohl, der am Max-Planck-Institut für Gesellschaftsforschung zum Thema Wohnungsbau und Stadtsoziologie forscht. Analog zur Karriereleiter, die man idealerweise auch immer weiter nach oben klettert, tauscht man in gewissen Abständen das kleinere Wohneigentum, das sich preislich entwickelt hat, gegen größeres in anderen Wohngegenden ein. Wohneigentum ist im angelsächsischen Raum immer auch Spekulationsobjekt gewesen und nicht in erster Linie Ausdruck eines Ankommens oder Sesshaftwerdens wie in Deutschland.

Einige Freunde in London haben die Entscheidung, ihre Bude zu kaufen, statt die Miete zum Fenster rauszuwerfen, früh in ihrem Leben getroffen. Oft ohne Eigenkapital und oft ohne den Wunsch, für immer zu bleiben. In Berlin hingegen, das nach dem Mauerfall eine gewisse Sonderstellung unter den großen deutschen Städten genoss, konnten wir lange Zeit ein gutes und trotzdem schlankes Leben führen – die Mieten waren bis zum Finanzcrash 2008 lächerlich gering, und es gab keinen Grund, sich über so etwas wie Wohneigentum Gedanken zu machen. Und wir waren ja auch in diese Stadt gezogen, weil wir anders leben wollten als unsere Eltern, wozu auch gehörte, sich nicht so sehr mit Fragen nach Sicherheiten zu beschäftigen. Irgendwann stellten wir westdeutschen Mittelschichtskinder uns diese Fragen aber doch. Der große Wohnungskauf ging los, und die, die sich das nicht leisten konnten, waren unter Umständen etwas frustriert. War es die Sorge vorm Abstieg, die zum Wohnungserwerb antrieb? War mit zunehmendem Alter der Glaube an die kreativen Entfaltungsmöglichkeiten geschwunden? Reichte die Kraft nicht mehr? Hatte die Angst gesiegt und damit der Wunsch, dass wenigstens die vier Wände sicher sein sollten, wenn es die Rente schon nicht ist?

Biedermeierliche Fantasien

Allein vom angespannten Wohnungsmarkt lässt sich die Relevanz des Midlife-Themas »Eigentum« jedenfalls nicht herleiten. Angelsächsische Verhältnisse haben wir in Deutschland nämlich nicht. Immer noch leben 55 Prozent der Menschen hierzulande in Mietwohnungen. Auf dem Land weniger – in der Stadt, wo der »Etagenbesitz« (wie Eigentumswohnungen im Fachjargon heißen) eh ein recht junges Phänomen ist, deutlich mehr. Berlin ist trotz massiver Privatisierung von Wohnraum immer noch eine Mieterstadt. Der Druck, zu kaufen, ist also immer noch relativ. Angesichts der rasant gestiegenen Immobilienpreise rechnet sich die Anschaffung von Eigentum oft auch gar nicht, weil die Mietpreise günstiger ausfallen als der Kredit, der zu zahlen ist.

Warum also kaufen, wenn nicht aus einer unbestimmten Angst? Weil es geht vielleicht? Weil Menschen, zumindest die, die in Westdeutschland geboren wurden, oft erben in den mittleren Jahren und sie dieses Erbe dann gern in die eigenen vier Wände investieren – für Hund, Katze, Kind und Co?

Betongold gilt als sichere Anlage. Aber selbst bei den mittelalten, frischgebackenen Eigentumsbesitzern bleiben mitunter Ängste bestehen. »Wir sitzen hier jetzt einfach fest«, sagt unsere Freundin Antonia, die mit Freund und zwei Kindern inzwischen im Kreuzberger »Etagenbesitz« lebt. Sie fühlt sich mehr denn je gebunden an einen Ort und ein Beziehungsmodell, das, wie das Umfeld zeigt, jederzeit in die Brüche gehen kann. »Wenn einer von uns ausbricht aus dem System, stehe ich mit einem Fünftel der Wohnung da, und was mache ich damit?« Noch nie, sagt Antonia, habe sie sich so unfrei gefühlt. »Wir haben finanziell alles auf diese Karte gesetzt, und das war's.« Kurze Zeit später kauften die beiden ein Häuschen in ihrer Lieblingsgegend in Mecklenburg. Den Traum ihrer Eltern vom Einfamilienhaus im Vorort haben sie damit quasi verdoppelt, ebenso wie die finanzielle Abhängigkeit. Mit deren biedermeierlichem Lebensentwurf habe ihr Leben trotzdem nichts zu tun, meint Antonia. »Es ist kein Rückzug ins Private.« Der Kauf einer Wohnung in der Stadt sei noch immer günstiger, als sie zu mieten; und die Flucht aufs Land dem Lärm und der Enge der Großstadtwohnung geschuldet. »Außerdem bin ich noch immer politisch interessiert und engagiert.«

Spannend an dem Einwurf ist, dass es natürlich schon eine Verbindung zwischen Wohneigentum und politischer Einstellung gibt. Das Eigenheim wird seit Ende des 19. Jahrhunderts zum Beispiel auch für eine Klasse als Lebensziel propagiert, die sich das – anders als Adel oder Bürgertum – lange Zeit nicht leisten konnte. Er ist eine Facette des kapitalistischen Wachstumsversprechens. »Zu Zeiten der Industrialisierung eignete sich das Eigenheim hervorragend, um eine rebellierende und äußerst mobile Arbeiterklasse zu zähmen«, sagt Sebastian Kohl. Der Druck war groß – auch weil die Wohnsituation in den Mietskasernen der immer stickiger und voller werdenden Städte unzumutbar war. Und so war es eine politisch naheliegende Idee, den Arbeiter ins Eigenheim zu setzen und damit seinen revolutionären Eifer im Keim zu ersticken. Schon Friedrich Engels, der 1872 drei Texte zur Wohnungsfrage in der Leipziger Zeitung Der Volksstaat veröffentlichte, warnte davor, die Wohnungsnot mit dem Eigenheim für alle zu bekämpfen. Sitzt die Arbeiterklasse erst mal im eigenen Häuschen, sei es mit ihrer revolutionären Kraft nämlich vorbei, so seine Argumentation.

Und es ist in der Tat auch ein Sieg konservativen Denkens, wenn heute selbst in den urbanen Zentren immer mehr Menschen vom Wohneigentum träumen. Denn ob man nun Teil einer Baugruppe ist, ein Penthouse besitzt oder eine bescheidene Zwei-Zimmer-Wohnung sein Eigen nennt – die Hoffnung auf Wertsteigerung ist immer Teil des Deals und damit eben auch das Spekulieren mit einem existenziellen Gut. Und selbst hohe Decken und bodentiefe Fenster haben noch niemanden vor der Verspießerung geschützt. Wie sagte noch so schön ein Freund: »Immobilien machen immobil.«

Allerdings sind im Moment, so scheint es, alle immobil. Auch die, die – wie wir – in Mietwohnungen leben und aufgrund glücklicher Umstände im Besitz eines alten, günstigen Mietvertrags sind, den sie nie wieder aufgeben wollen. Wir gehören zu denen, die für »Deutsche Wohnen enteignen« stimmen und froh darüber sind, den Marktkräften nicht so hemmungslos ausgesetzt zu sein wie die anderen. Und so verharren wir, bewegen uns nicht mehr fort, verschanzen uns in unseren Wohnungen wie in Trutzburgen. Zum Teil auch in ziemlich ungewöhnlichen Konstellationen. In unserer Bubble gibt es inzwischen einige Paare, die sich nicht trennen, weil sie sich keine zwei Wohnungen leisten können. Was sie und wir uns leisten – um auf unsere Ausgangsthese zurückzukommen –, sind dagegen erlesene Farben, neue Vintage-Möbel und etwas Kunst an den Wänden. Ein wenig Distinktion muss eben doch sein.

Die Ästhetik der neuen Sesshaftigkeit

In zwei größer angelegten Studien zum Wohnen der Deutschen hat der Kölner Soziologe Alfons Silbermann minutiös untersucht, wie sich die Einrichtungen in Deutschland über die letzten Jahrzehnte verändert haben und festgestellt, dass die Menschen sich heute, auch dank Ikea und Co., öfter mal ein neues Möbelstück leisten als früher, als noch ein Großteil der Möbel aus Erbstücken bestand. Für viele Mid-Menschen in Großstädten löst das Wohnen inzwischen zunehmend das Auto als Statussymbol ab – was sich auch im Vintage-Rennrad äußert, das im Flur demonstrativ an der Wand hängt. Die Ästhetik der studentischen Improvisation haben wir in unsere neue Sesshaftigkeit, so gut es geht, hinübergerettet, allerdings ist sie perfekter geworden und kostet auch viel mehr. Kaufte die Elterngeneration beim Einrichtungshaus oft noch ein komplett neues Schlafzimmer mit Doppelbett, zwei Nachttischen und Schrankwand oder eine neue Wohnzimmergarnitur, setzen wir die Einrichtung aus den Erlebnissen und Erfahrungen unseres Lebens zusammen, mit wohlkalkulierten kleinen Fehlern, Brüchen und Kitschelementen: high und low, teuer und billig, alt und neu, exotisch und streng skandinavisch, Erbstücke und Designermöbel. Einige Dinge werden in maßangefertigten Regalen regelrecht ausgestellt – auch ein Zeichen der Sesshaftigkeit, denn woanders würden diese Maßanfertigungen ja nicht hineinpassen. Es sind Regale mit großen und kleinen Fächern wie ein riesiger Setzkasten, die dann nicht nur mit Büchern gefüllt werden, sondern auch mit besonderen Gegenständen, die etwas mit der eigenen Biographie zu tun haben. Nichts soll wahllos herumstehen, für alles gibt es einen Platz. Des Weiteren gehören zu einer schönen individuellen Behausung Zementfliesen aus einem alten ostdeutschen Manufakturbetrieb, eine Regenwasserdusche im Bad, der Eames-Chair, der großformatige Berberteppich, die verchromte Espressomaschine, das japanische Schneidemesser – nirgendwo steht ein Logo drauf, aber alles zeugt von Kennerschaft und dem sogenannten guten Geschmack.

Es ist ein Style, in dem irgendwo noch Spuren des früheren WG-Lebens mit der wilden, bisweilen chaotischen Mischung des Inventars stecken, aber auch dieses gewollt »Authentische«, das sich räumlich lange Zeit in den Berliner Zwischennutzungen manifestierte: rohe Wände, Spuren früherer Benutzung, Inszenierung von schrägen Details. Und dann gab es da doch diese pfiffige Marketingagentur, die die charmante Improvisation von typischen Künstlerwohnungen weltweit in Bilder und Geschichten bannte. Sie heißt »Friends of Friends / Freunde von Freunden« und veröffentlichte solche Homestorys zunächst in einem Blog, später im Coffeetable-Book. »Egal, ob es die Einraumwohnung im Plattenbau war, das Loft oder die Hütte im Wald – wir haben uns am meisten über Interieurs gefreut, die authentisch waren, ohne das überzustrapazieren«, sagt Frederik Frede, einer der FF-Gründer. »Je mehr in einer Wohnung stattfindet, desto mehr Geschichten kann man auch erzählen, und je aufgeräumter es ist, desto langweiliger ist es auch, und das spiegelt natürlich auch eine Persönlichkeit wider.« Aus der Idee »Homestories von Kreativmenschen« wurde für »Freunde von Freunden« ein Geschäftsmodell: Standen abgenutzte Möbelklassiker anfangs noch zufällig in den Wohnungen, kamen später große Firmen wie Vitra auf die Agentur zu, um mit solchen Beiträgen für die eigenen Designklassiker zu werben. Die unaufgeregte Ästhetik des urbanen Wohnens grenzte sich von den cleanen Storys klassischer Interieur-Magazine zunächst bewusst ab: Bald darauf aber wurde der »einfache Lebensstil« vom Markt kannibalisiert und in den einschlägigen Magazinen und sozialen Medien für uns in greifbare Nähe gerückt. Ein Freund hat das mal Architekten-Porno genannt, aus der Filmbranche begegnete uns der Begriff »Property Porn«: Es sind Bilder, die auch bei den vermeintlich gut kontrollierten Kopfmenschen niedere Kaufinstinkte ansprechen. Die Preise für Vintage-Möbel nicht nur im »Midcentury Style« steigen seitdem analog zu den Wohnungspreisen immer weiter an. Wer jetzt keinen Eames-Fiberglas-Stuhl hat, kauft sich keinen mehr. Oder andersherum: Wer einen hat, ist vielleicht gar nicht so arm, wie er sich fühlt?

Denn letztendlich ist es wohl eher eine Mischung aus verschiedenen Gefühlen, die uns treibt, als wirklicher existenzieller Druck: eine gefühlte, relative Armut, eine Abstiegsangst und der Wunsch trotz allem zeigen zu können, dass wir es zu etwas gebracht haben. Zu Eigentum oder eben wenigstens zu einer präsentablen Wohnung. Motivationen, die sich nicht mehr besonders von denen unserer Eltern unterscheiden – auch wenn unsere Zwischenbilanz in Sachen Wohnen vielleicht ein wenig anders ausfällt als ihre. Langweiliger manchmal auch. Denn der Kauf eines kompletten, dem Zeitgeist entsprechenden Interieurs aus einem Guss, den unsere Eltern mitunter noch gewagt haben, hatte ja auch etwas Radikales: ein Bekenntnis zum Jetzt, selbst wenn es morgen gestrig wirken könnte. Unsere Freundin Susanne, selbst in einer gut komponierten Eigentumswohnung in Berlin lebend, erwähnte in diesem Zusammenhang die Einrichtung ihrer Tante. Die hatte sich in der Mitte des Lebens noch einmal komplett neu ausgestattet ganz im Stil der späten sechziger Jahre. Nach dieser einen großen Kraftanstrengung hat sie das Interieur dann nie wieder angerührt und auch 2020 noch genauso gelebt wie in den Siebzigern. »Frozen interior« heißt das, meint Susanne, die den Begriff in einer Zeitung gefunden hat. Ein Schicksal, das uns auch ereilen kann – selbst wenn wir penibel darauf achten, in unseren Wohnwelten unterschiedliche Stilepochen miteinander zu kombinieren, so dass es weniger auffällt, wenn wir darin einfrieren.

Flucht aufs Land

So weit also zum Einrichten in der Stadt. Zu Abstiegsängsten, Statussorgen und dem Wunsch nach Ankommen, der mitunter auch mit einem fortschreitenden Rückzug aus dem urbanen Leben einhergeht. Denn die Mid-Menschen sitzen nicht nur zunehmend fest im Inneren ihrer immer besser komponierten Wohnungen, sondern es zieht sie auch nach draußen – also vor die Tore der Stadt, wo sie Schrebergärten bewirtschaften oder Grundstücke auf dem Land. Es ist ein regelrechter Midlife-Trend – die Beschäftigung mit alten Obst- und Gemüsesorten, Permakultur und Mulchtechniken. Mid-Menschen beginnen auf einmal, Kompost zu fermentieren, um die schlechte Erde für mehr Ertrag aufzubessern. Sie lesen Tipps zur Schneckenbekämpfung, tauschen sich mit Kolleg*innen über Präriestaudenpflanzungen aus und verschenken Birnen-Chutney und Brombeer-Gelee in Weckgläsern.

Freundin Anke zum Beispiel hat sich mit ihrem Mann vor einigen Jahren ein Haus im Oderbruch gekauft und lebt inzwischen überwiegend dort in der brandenburgischen Einsamkeit. Das ist es, was sie beruhigt, sagt sie, die Ödnis, die Drögheit der unspektakulären Landschaft, die sie auf ihrem Stück Land jetzt in einen blühenden Garten verwandelt. Anke ist Künstlerin, das Stadtleben mit Ausstellungseröffnungen, Projekten, ständigem Austausch und Netzwerken war für ihr Schaffen früher unabdingbar. »Jetzt brauche ich die Stadt nicht mehr, um mich zu definieren.« Mehr noch: Die Großstadt ist nicht mehr die, die sie mal war. Anke und ihr Mann zeigten ihrem ehemals wilden Berlin just in dem Moment den Rücken, als es sich in ihren Augen zunehmend in ein spießiges Familienidyll verwandelte, dem sie sich als unfreiwillig kinderloses Paar nicht mehr zugehörig fühlten. Ähnlich hat es die Schriftstellerin Judith Hermann in einem Interview über ihr Buch *Daheim* beschrieben: Ihre Protagonistin steht an einem Wendepunkt und zieht »zur Inventur des eigenen Lebens« in die Fremde aufs Land. Die Weite, die Ruppigkeit, vor allem aber die Bezugslosigkeit zu diesem Ort eignen sich gut dafür. Die Frage ist, ob das Land, die Natur, richten kann, was in der Stadt schon seinen Anlauf nahm? Wer sagt, dass diese neue Landlust nicht auch nur die Fortsetzung dessen ist, was wir in der Stadt mit unseren britischen Wandfarben angefangen haben? Eine Fortsetzung in Grün?

Auch bei mir wurde die Lust aufs Land vor etwa zehn Jahren immer größer. Meine damalige Freundin und ich suchten zunächst zusammen mit einem befreundeten Paar nach einem erschwinglichen Häuschen in Brandenburg, um schließlich – nur noch zu zweit – in einem Schrebergarten mit angrenzendem Badesee zu landen. Zu den Auflagen in der Kolonie zählte von Anfang an neben Heckenhöhen und Ruhezeiten, dass wir auf 120 Quadratmetern Obst und Gemüse anbauen. Schon als Kind habe ich es geliebt, die sonnengewärmten Erdbeeren direkt vom Strauch in den Mund zu schieben, und fand Unkrautjäten, vor allem in der Hitze, doof. Daran hat sich nichts geändert. Inzwischen überlege ich mir manchmal, wie viel Mühe ich in eine einzige zu erntende Paprika investiere oder in eine Tomate, die dann vielleicht kurz vor der Ernte am Strauch verfault, weil ich unbedingt diese seltene Sorte mal testen wollte, über die der Züchter schon sagte: »Sie können es probieren, aber ich garantiere für nichts!«. Dann kommt mir der gesamte Eigenanbau – auch nach knapp zehn Jahren Erfahrung – wie ein Witz vor.

»Das sind alles untaugliche Versuche von Kopfarbeitern«, meint die Autorin Juli Zeh, die die vermeintliche Romantik des Landlebens von Städtern inzwischen in zwei Romanen dekonstruiert hat und selbst vor einigen Jahren aufs Dorf gezogen ist. Es sei schon komisch, dass die Leute, die jahrelang gerne Serien geschaut und Bücher gelesen hätten, mit Mitte vierzig entdecken, »dass gärtnern viel geiler ist«. Ein paar Jahre habe auch sie Gemüse angebaut, Kartoffeln, Zucchini natürlich, was man so macht. Um die überschüssige Ernte dann in der Nachbarschaft zu tauschen und festzustellen, dass alle zur selben Zeit zu viel Zucchini im Angebot haben und die Varianz relativ überschaubar ist. »Vor zwanzig Jahren hätte ich das nicht nur nicht getan, sondern es auch wahnsinnig peinlich gefunden.«

Aber vielleicht geht es bei all dem Anbau auch gar nicht um den Ertrag, um die Selbstversorgung? Wenn man in der Erde wühlt, sollen da »krass viele Endorphine« ausgeschüttet werden. Zudem sei das unglaublich gut für den Serotoninspiegel, sagt Freundin Andrea. Sie zieht sich deshalb bei der Arbeit in ihrem Townhouse-Vorgarten auch nie Gartenhandschuhe an, damit der Effekt möglichst nachhaltig ist. Sie, die, seit sie aus dem Zentrum der Stadt an den Rand derselben zog, immer mehr Zeit in ihrer neuen Nachbarschaft verbringt, genießt es, den erratischen Rhythmus ihres alten Lebens immer mehr den Zyklen der Natur anzupassen. Sie liebt die regelmäßige Abfolge an Aufgaben, vor die sie ihr Gärtchen stellt. »Frühjahr, Sommer, Herbst, Winter – es ist immer klar, was da gemacht werden muss.« Sie findet es beruhigend, dass die Natur sich jedes Jahr wiederholt und jedes Jahr auch wieder zur Stelle ist. Und das ist ja auch ungeheuer beruhigend, viel beruhigender jedenfalls, als ständig die Veränderung zu antizipieren. Das Leben als Kreislauf, in dem sich Dinge wiederholen: Vielleicht ist es kein Zufall, dass uns dieser Gedanke gerade in der Mitte des Lebens, die man ja oft als Wendepunkt wahrnimmt, zuversichtlich und tröstlich stimmt. Die Einsicht, dass sich alles ändert – man selbst, die Menschen um einen herum, die Interessen und Wünsche –, aber doch auch etwas Grundsätzliches gleich bleibt, findet in der Natur quasi den perfekten Ausdruck.

Gärtnern mit Klasse

Rein meditativ will der Gartenhistoriker Hans von Trotha die neue Landlust aber nicht verstanden wissen. Die typischen Städter, meint er, gingen raus, um die Natur nach ihrem Willen zu formen und zögen eine große Befriedigung daraus, dass diese später so aussieht, wie sie sie haben möchten. Vorgemacht hat uns diese Praxis die High Society. Vor allem sie begab sich in den letzten Jahrhunderten aufs Land, um gärtnerisch zu gestalten, allerdings ging es da durchaus mondän zu, und für »Drecksarbeit« nahm man auch gerne Hilfe in Anspruch. Die meisten von uns hingegen müssen selbst die Schaufel in die Hand nehmen, abends die Erde unter den Fingernägeln auskratzen und den geernteten Salat genau auf Schnecken untersuchen, bevor wir ihn verzehren. Aber auch hier sollte man sich nicht der Illusion hingeben, dass man deswegen naturnäher sei: »Es ist kein Zurück zur Natur«, sagt Hans von Trotha, »sondern wie immer eine urbürgerliche Tradition, die aus dem Adel in die aufstrebende Mittelklasse hinüberschwappt.«

○ Meine kleine Datsche im Wald hat mit den Träumen der aufstrebenden Mittelklasse erst mal nicht so viel gemein. Sie gehört zu einem Ensemble an Hütten, die zu DDR-Zeiten als »Ferienobjekt« den Mitarbeitern eines Ministeriums zur Verfügung standen. Eine Art Schrebergartensiedlung ohne Zäune, Hecken und auch ohne Gärtchen. Als hier zwanzig Jahre nach der Wende ein Haufen Familien aus Berlin das längst privatisierte Gelände ersteigerte, sahen die Holzhütten auch von innen noch mehr oder weniger gleich aus. Dunkle Furniermöbel vor bunt geblümter Tapete auf ochsenblutfarbenem Laminat. Heute ist das freilich anders. Erst wurden die Hütten innen umgestaltet, dann folgte, zumindest bei einigen Familien, das Beackern des Außen: Kleine Beete wurden dem sandigen Boden abgetrotzt, Experimente mit Phlox, Salbei, Waldmeister und Storchschnabel unternommen, Flieder, Holunder, Aroniabeere oder Felsenbirne in den Boden gesetzt – die erwiesen sich als einigermaßen überlebensfähig im armen, durch Kiefermonokulturen übersäuerten Boden.

Blühende Gartenlandschaften werden hier nie entstehen. Allenfalls in den Hochbeeten, die eins nach dem anderen im Umfeld konstruiert wurden, lassen sich mit viel Mühe Tomaten, Zucchini, Kürbisse und Mangold ziehen, was viele versucht haben, ich aber auch wegen der geschmacklich wenig überzeugenden Ergebnisse bald wieder aufgab. Und trotzdem: Da gab es diesen kollektiven Funken des Anbauens, der übersprang und der auch einen gewissen

Ehrgeiz zutage förderte, mit besonders reicher Ernte zu punkten. In gewisser Weise passierte hier im Wald dasselbe wie in der Stadt mit den bunten Farben und den vielen schönen Mid-Century, Möbeln. Wir, die wir glaubten, individuelle Interessen zu verfolgen, und vermeintliche Differenzen immer gern unterstrichen, machten auf einmal alle irgendwie dasselbe. Und für viele begann diese gleichgeschaltete Praxis ganz offensichtlich mit der Geburt von Kindern, mit denen wir sesshaft wurden und mit denen wir letztendlich dasselbe Programm durchzogen, das schon unsere Urahnen verfolgt hatten, als sie sich irgendwo ansiedelten und im nächsten Schritt eben einen Garten anlegten. ○

Dabei wirken wir Großstädter mit unserer Landlust mitunter hochgradig albern. Weil wir es vielleicht doch nicht wirklich ernst meinen? Weil wir uns nicht wirklich drauf einlassen? Weil wir unentschlossen zwischen Stadt und Land hin- und herswitchen? Ohne Internet wäre das alles sowieso undenkbar, sagt Anke, während sie mir den Entsafter zeigt. Was wohl die Nachbarn denken würden, wenn sie den sehen? »Die leben hier schon immer, die haben Fulltime-Jobs in Agrarbetrieben oder in der Altenpflege, die gehen zum Netto und kaufen sich eine Limo und fangen nicht an, den Holunder zu entsaften wie die typischen Städter.«

Dieses Nebeneinander von Städtern mit romantischen Vorstellungen von Schönheit und Entschleunigung und einer Landbevölkerung, die für ihr Auskommen zum Teil harte Knochenarbeit verrichten muss, gibt es im Prinzip, seit Literaten und Maler in der frühen Neuzeit den antiken Mythos Arkadien wiederbelebten und idealisierte Sehnsuchtsorte in Form von Schäferidyllen schufen. Während wir Städter uns da draußen den Luxus eines möglichst einfachen, manchmal sogar asketischen Lebensstils im vorindustriellen Setting leisten, greifen die anderen zu möglichst vielen Maschinen und Hilfsmitteln, um die Arbeit überhaupt bewältigen zu können. Unser Landleben ist die Antwort auf ein Zuviel, glaubt Juli

Zeh. »Zu viel Arbeit vielleicht, zu viel digitale Medien, zu viele Freunde, zu viele Möglichkeiten.« Auch wenn man zurücktritt und mit Abstand auf das eigene kleine Leben blickt, wird es nicht überschaubarer. »Die Zukunft ist der Ort, vor dem ich mich fürchte, die Welt ist viel zu groß und viel zu gefährlich«, so beschreibt Juli Zeh die Stimmung unserer Generation. Dabei sind wir doch mal voller Zukunftsoffenheit in unser Erwachsenenleben gestartet. Wir konnten raus in die Welt, Sprachen lernen, wir konnten in die Ferne reisen, sogar nach Osteuropa, Russland und China. 9/11 war die große Zäsur, um die Jahrtausendwende schlug die Stimmung um, und unser Optimismus ging langsam flöten. Diese Grundstimmung, meint Juli Zeh, die lasse uns ganz archaisch nach einem Ort für den Winterschlaf suchen: zurück zur eigenen Scholle. Draußen in der Hütte einfach das Kaminfeuer anzünden, einen deftigen Eintopf kochen, sich aus dem Schrank mit den selbst eingekochten Vorräten bedienen. Aus dem Ofen der Duft von frisch gebackenem Sauerteigbrot. Ist doch gut genug!

»Tschüß und einen guten Wochenstart, sehen wir uns nächstes Wochenende?« Am späten Sonntagnachmittag, wenn sich die Gartenkolonie langsam wieder leert, überfällt mich oft dieses Gefühl, noch bleiben zu wollen. Die Abendstunden sind die schönsten, wenn das Licht schräg durch den Apfelbaum des Nachbarn fällt und alles mit einem Weichzeichner überzieht. Es hilft nichts, ich raffe mich auf, packe meine Radtaschen und fahre los. Immer wenn ich zu Hause die braunen Papiertüten mit meiner Ernte auspacke, muss ich an eine Freundin aus den USA denken, weil ihr die Aufschrift »Esst mehr Obst!« so gut gefällt. Manchmal schicke ich ihr dann auch ein instagramtaugliches, etwas nostalgisches Foto mit Kurzinfo, was gerade reif ist. Spätestens dann ist es Zeit, die selbstgepflückten Blumen zu einem lockeren Strauß für die große Vase zu arrangieren. Im Flur auf der alten Kirchenbank vor der Wand in »Chinese Blue« macht er sich immer hervorragend.

Haare und Härchen

Gezupft, gefärbt, neu gepflanzt

○ Ein Club in Berlin, irgendwann nachmittags: »Wieso hast du deine Haare in diesem Grau gefärbt?« Irgendetwas scheint den Mann zu irritieren. Ich: tanze. Er: kommentiert mein Haar. In der Tat, ich bin nicht Mitte zwanzig und trage meine Haare nicht im formvollendeten Granny Style, gleichmäßig durchgefärbt in hellem Grau. Ich habe seit der Geburt meiner Tochter ein paar natürliche, graue Strähnen, und die schimmern durch im aschblonden Grundton. Das Problem ist, dass in den Augen dieses Mannes hier offenbar irgendetwas nicht zusammenpasst – mein Haar nicht zu mir, oder ich mit meinem Haar nicht zu dieser Tanzfläche. Kann mir egal sein, was der denkt. Ist mir auch egal. Aber das war für mich ein Midlife-Moment. Im Nachhinein betrachtet jedenfalls. Und der Auslöser für diesen Moment war die Farbe meiner Haare. ○

Shades of Grey

Dabei fängt das Ergrauen meist schon mit dreißig an. Die ersten Härchen reißt man sich vielleicht noch einzeln aus, später kommen dann bei Frauen vor allem (aber nicht nur!) Tönungen, Färbungen und Ansatzsprays für unterwegs zum Einsatz. Neben den langen und teuren Friseursitzungen. Einen Zentimeter wächst das Haar im Schnitt im Monat, die »Autobahn«, wie Friseure den grauen Ansatz nennen, breitet sich permanent aus. 10.000 Euro, errechnete die Zeit-Journalistin Carmen Böker, habe sie ihr grauer Ansatz in fünfzehn Jahren gekostet. In Frage gestellt habe sie das regelmäßige

Färben nie, denn eine Frau, die einfach so ergraut, hat aufgegeben, so das Credo. Unserer Freundin Tanja war der Kampf dagegen von Anfang an zu viel. Sie fing mit dem Färben gar nicht erst an und ergraute ab Anfang vierzig sichtlich. Bei gefärbten Haaren muss sie immer an Gerhard Schröder denken, und auf diese Assoziation kann sie gut verzichten. Tanja erinnerte uns auch an die Perücke von Birgit Schrowange. Ein ganzes Jahr verbarg die Fernsehmoderatorin ihre grauen Haare darunter, damit diese unbemerkt in ihrer natürlichen Farbe nachwachsen konnten, bis sie plötzlich vollkommen ergraut auftrat. »Ich fühle mich befreit und sehe im Spiegel: Das bin ich!« Die Boulevardpresse fand den Schritt mutig. Dabei war Birgit Schrowange da schon 62 Jahre alt. Deutlich jünger, 53, war Sophie Fontanel, ehemalige Modechefin der französischen Zeitschrift »Elle«, als sie beschloss, ihren weißen Ansatz rauswachsen zu lassen. Ihr öffentliches Bekenntnis zum grauen Haar verlief weniger plötzlich als bei Birgit Schrowange – sie dokumentierte das langsame Nachwachsen ihrer weißen Haare auf Instagram und schrieb nach Vollendung ein Buch über den Prozess ihrer Verwandlung. Die Veröffentlichung liegt inzwischen vier Jahre zurück.

Fontanels grau-weiße Haare sind längst so etwas wie ihr Markenzeichen geworden, aber damals löste sie mit ihrem Schritt durchaus Debatten aus. Besonders auf Instagram wurde ihre weiße Mähne von vielen Frauen hämisch kommentiert und als eine Art Selbstaufgabe betrachtet, als Absage an den Wunsch, attraktiv zu sein. Selbst Fontanels Freundin, die Modedesignerin Inès de la Fressange empfand ihre Entscheidung damals als eine Form von »Unhöflichkeit« anderen gegenüber.

Einmal mehr zeigt das Beispiel der Haare, dass die Frage, was genau »attraktiv« ist, in der Mitte des Lebens häufig mit der Vertuschung des natürlichen Alterungsprozesses beantwortet wird. Dabei soll auch hier die Vertuschung, also der künstliche Eingriff, möglichst wenig auffallen und so »natürlich« wie möglich rüberkommen, was für das natürlich wachsende graue Haar bedeutet: bitte so färben, dass es keiner merkt. Für diesen bewussten Vorgang der Tarnung verwendet die britische Psychologin Vanessa Cecil den Begriff »Passing«, der auf Deutsch soviel bedeutet wie »durchgehen als …« oder »sich ausgeben als …«. In der Soziologie beschreibt er das Phänomen, dass die soziale Identität einer Person von Außenstehenden nicht erkannt wird – und diese so auch nicht mit den gesellschaftlichen Erwartungen, Normen und Rechten konfrontiert wird, die mit dieser Identität verbunden sind. Cecil kam letztes Jahr in einer Studie zu dem Ergebnis, dass Frauen, die sich die Haare färben, weniger anecken, übrigens nicht nur, weil sie jünger aussehen, sondern, weil man ihnen auch mehr Kompetenz zuschreibt. Eine Tatsache, an der vor dem Hintergrund einer älter und somit grauhaariger werdenden Gesellschaft definitiv gerüttelt werden muss.

Und es ist ja auch etwas in Bewegung. Die französische Modewelt hat sich glücklicherweise weiterentwickelt seit der Debatte um Sophie Fontanel. Inzwischen sieht man auf Catwalks und in Modemagazinen immer wieder grauhaarige Frauen. Das mag einem allgemeinen Trend zu mehr Diversität geschuldet sein, aber immerhin bekennen sich nun durchaus mehr mittelalte Frauen öffentlich zum Grau als vorher. Auch an den Haaren sieht man also, dass sich geschlechtsspezifische Praktiken und Perspektiven aufzulösen beginnen. Und wer weiß, vielleicht steht ja auch bei Frauen bald das grau melierte Haar für Reife, Gelassenheit und Lebenserfahrung – so, wie es schon längst bei Männern der Fall ist. Klar ist, dass, sowohl was die Farbe als auch was die Schnitte angeht, in Sachen Haare heute vieles akzeptiert wird, was früher noch für großes Aufsehen gesorgt hätte. Das bedeutet aber nicht, dass es heute egal wäre, was wir mit unseren Haaren machen. Und übrigens auch nicht, in welchem Alter. Entscheidungen in Haar-Angelegenheiten bleiben ein Statement. Das ist auch historisch bedingt.

In der Antike galt glänzendes, volles Haar als Ausdruck von Lebenskraft und Seele. Entsprechend viel Energie wurde in die Haarpflege und -gestaltung investiert. Es gab Haargels, Öle, Duftstoffe und Haarersatzteile. Nicht nur für Frauen. Die Gründung Roms fing zwar bärtig und zottelig an, mit der Ausweitung des Imperium Romanum wurden aber auch die römischen Männer immer besessener von ihren Frisuren. Von Statuen und Münzen weiß man, wie kunstvoll zumindest die Haarpracht der herrschenden Klasse damals in Form gebracht wurde. Während das einfache Volk sich an pflegeleichte Kurzhaarfrisuren hielt oder unkomplizierte Zöpfe trug, war es für die römische Oberschicht ein No-Go, unfrisiert das Haus zu verlassen. Es wurde onduliert, hochgesteckt und gefärbt, was das Zeug hielt.

Selbst die römischen Männer schreckten offenbar nicht davor zurück, ihr ergrautes Haar zu tönen, was den Dichter Martial, einen wachsamen Beobachter der römischen Gesellschaft, zu einem seiner hämischen Epigramme inspirierte: »Mit deinen gefärbten Haaren, Laetinus, täuschst du einen Jüngling vor, bist so plötzlich zum Raben geworden, wo du eben noch ein Schwan warst. Nicht alle führst du hinters Licht: Proserpina weiß, dass du grau bist. Sie wird dir die Maske vom Kopf ziehen.«

Haare sind politisch

Das Haar ist auch heute noch Ausdruck des sozialen Status, spiegelt die persönliche Identität, den Zeitgeist, die herrschenden Geschlechterverhältnisse. Haare sind mitunter religiös aufgeladen, und sie transportieren politische Botschaften. Als sich Anfang des 20. Jahrhunderts viele Frauen von ihren alten Zöpfen trennten und Bubikopf trugen, war das ein Schritt Richtung Emanzipation. Die Mähnen der männlichen Hippies der Sechziger, die Irokesen der Punks der Achtziger oder die Kurzhaarschnitte, mit denen lesbische Frauen seit den

Zwanzigern ihre Ablehnung gegenüber männlich definierten Schönheitsstandards zum Ausdruck bringen, brachen mit den Konventionen. Und als Schwarze Person die Haare natürlich zu tragen und nicht zu glätten, ist nach wie vor ein Statement – eines, zu dem sich Michelle Obama als First Lady im Weißen Haus zum Beispiel noch nicht durchringen konnte. Haare können das »stolze Kennzeichen der Identität einer Community sein«, sagt auch die Kulturwissenschaftlerin Birgit Stammberger, die sich an der Uni Lübeck mit Körpergeschichte beschäftigt. »Die Art und Weise, wie Haare getragen werden, ist ein Kennzeichen für sozialen und gesellschaftlichen Wandel.« Allerdings schränkt die Natur das Zeichensetzen über Haare in der Mitte des Lebens mitunter drastisch ein. Viele Menschen – vor allem Männer – verlieren ihre Haare nämlich in Gänze. 25 Prozent der Männer leiden bereits mit dreißig Jahren unter sichtbarem Haarausfall. Mit fünfzig Jahren ist es schon die Hälfte.

Unser Kollege Vladimir ist auch davon betroffen. Und so, »betroffen«, fühlt er sich auch. Als seine Haare mit Mitte dreißig anfingen, auszufallen, da habe er sich gefragt: »Wo finde ich Solidarität? Wo finde ich andere Männer, die genauso leiden wie ich?« Vladimir übertreibt natürlich absichtlich. Aber die Sache mit dem Haarverlust ließ und lässt ihn nicht kalt. »Ich hätte sowieso gern den Körper eines griechischen Gottes«, sagt er: Körper weitgehend unbehaart, auf dem Kopf volles Haar. Da ist sie wieder, die Antike. Vladimir griff zu einem Mittel, das den Haarausfall aufhalten sollte und es zu seiner Freude auch tat: Menoxydil.

Haare pflanzen

Haarausfall bei Männern, die sogenannte »androgenetische Alopezie«, wird durch Dihydrotestosteron (DHT), ein Stoffwechselprodukt des Testosterons, ausgelöst. Als Faustregel gilt: Je mehr

Testosteron in Dihydrotestosteron umgewandelt wird, desto schneller beginnt der Haarausfall, weil die Haarfollikel an bestimmten Stellen des Körpers sehr empfindlich auf DHT reagieren, sagt Ulrike Blume-Peytavi, Leiterin des Forschungsbereichs Haut und Haar an der Berliner Charité. Der Haarverlust beginnt oft mit den Geheimratsecken und setzt sich von dort aus langsam Richtung Hinterkopf fort. Ob, wann und in welchem Umfang sich das Haar lichtet, ist genetisch bedingt. Wirksam dagegen vorgehen kann man nur, wenn man verhindert, dass die Haarfollikel durch die DHT-Belastung degenerieren. Falls sie dies tun, erreicht das Haar nicht mehr seine durchschnittliche Lebensdauer, wird nicht mehr so lang, ist am Ende nur noch ein Flaum und fällt dann ganz aus. Oder es wird immer dünner, was wiederum Frauen vor allem in der Menopause oder nach einer Schwangerschaft erleben. Grund dafür ist seltener eine hormonelle Dysfunktion als eine empfindliche Reaktion des Follikels auf äußere Störfaktoren oder hormonelle Schwankungen.

Auch unsere Freundin Susanne griff zu Menoxydil. Als ihr die Haare ausfielen, löste das bei ihr eine Urangst aus, erzählt sie. »Wenn man Falten bekommt, verändert sich etwas. Aber bei den Haaren *verlierst* du etwas.« Susanne fühlte sich erinnert an Träume, in denen einem die Zähne ausfallen. »Es ist das Gefühl, der ganze Körper bricht auseinander.«

»Man muss sich so ein Haar vorstellen wie einen Baum«, erklärt Ulrike Blume-Peytavi. »Es wächst wie ein Stamm nicht nur in die Länge, sondern auch in die Breite, setzt Jahresringe an.« Mit dem Alter jedoch nimmt die Wachstumsdauer ab, das Leben eines Haares erreicht dann nicht mehr sein maximales Alter von sieben Jahren, sondern fällt viel früher aus – der Stamm wird nicht mehr so lang, aber auch immer dünner, bis man nur noch verkümmernde Jungpflanzen auf dem Kopf hat. Für eine Behandlung mit Menoxydil, das die Gefäßzellen stimuliert, ist es dann meistens zu spät.

»Dann hilft nur noch die Aufforstung vom Hinterkopf nach vorne.« Die Transplantation.

Männern wird dieser schmerzhafte und teure Eingriff von der Öffentlichkeit nach wie vor nicht zugestanden – wie die Berichterstattungen über Christian Lindner oder Jürgen Klopp gezeigt haben. Der hämische Ton war nicht zu überhören, als sich bei Letzterem einige Zeit nach der Transplantation die Haare wieder lichteten. Wie beim Färben gilt auch bei der Verpflanzung: Wer einmal anfängt, muss dranbleiben. Der Haarausfall hört ja nicht auf, erklärt der ästhetische Chirurg Darius Alamouti. Deshalb sollte man nie zu viel Haar auf einmal verpflanzen und sich lieber ein paar Hinterkopf-Reserven für die kommenden Jahre aufheben. Das Geschäft mit der Transplantation wächst. Aber die viel naheliegendere Alternative ist die Glatze.

Und die kann auch angesagt sein. Telly Savallas war der Vorreiter einer Bewegung, die inzwischen zum Mainstream geworden ist. Er rasierte sich schon in den 1950er Jahren den Haarkranz und machte die Glatze zu seinem Markenzeichen. Bis sich die Komplettrasur durchsetzte, dauerte es allerdings einige Jahrzehnte. Und wie so häufig dürfte die Schwulenbewegung ihren Anteil daran gehabt haben – in diesem Fall die Fetischisierung des Skinhead-Looks Anfang der 1990er Jahre, auch als Reaktion auf das androgyne Ideal der 1980er mit Popikonen wie Boy George (der später selbst Glatze tragen sollte). Der kahle Kopf des Homoskins, schrieb der schwule Autor Peter Rehberg 2006 im Freitag, sei zunächst ein schlichtes Symbol von (schlichter) Männlichkeit, die phallische Form des nackten Schädels ein Gegenentwurf zum von der Perücke gerahmten Gesicht eines Transvestiten.

Donald Trump, Inbegriff von schlichter Männlichkeit, greift hingegen auf ein uraltes Mittel zurück, um den nackten Schädel zu verdecken: den Kamm. Und er gehört damit zu den (vorerst) letzten seiner Art, die noch die Frisur des Comb-Over tragen. Mit den spärlichen Resthaaren kahle Stellen zu überkämmen, gilt inzwischen als komplett lächerliche Geste von Männern, die mit ihrem Haarausfall nicht fertigwerden. Dabei ist auch diese Praxis bereits aus der Antike bekannt – ebenso wie die damit einhergehende Problematik des Windes, der durch die schütteren Strähnen weht. Der bereits zitierte Dichter Martial fand auch für dieses Phänomen nichts als Spott: »Deine spärlichen Haare sammelst du: von hier, von da, und bedeckst, Marinus, der blanken Glatze weites Feld mit Haaren von den Schläfen, doch wenn der Wind es will, bewegen sie sich und kehren zurück: … Weshalb willst du dich nicht ehrlicher zu deinem Alter bekennen, so dass du endlich als eine Person erscheinst? Nichts ist widerlicher als ein langhaariger Glatzkopf.«

Heute vertuscht kaum noch ein Mann seine Kahlstellen mit einer Überkämmfrisur, so radikal die Vollglatze als Nicht-Frisur auch ist. Und gerade diese Radikalität ist es auch, die als Akt der Selbstermächtigung wertgeschätzt wird. Die Glatze, so haben mehrere Studien der vergangenen Jahre bewiesen, steht sogar für Größe, Dominanz und Macht. Kulturhistorisch ist der Akt des Scherens bei einschneidenden Umbrüchen im Leben, etwa beim Eintritt ins Kloster, ins Militär oder bei anderen Initiationsriten, tief in uns verankert. Ein Mann, so die Erklärung der Studien, der den Mut hat, zu seinem Haarverlust zu stehen, ist stark. Da möchte man natürlich gleich fragen, wie dann der Mann wirkt, der zu seinem schütteren Haar steht und es nicht abrasiert, so wie es unser mittelalter Freund Dirk tut? »Die Glatze steht dafür, dass du keine Schwäche zeigen willst. Aber bei den meisten sieht der glänzende Kahlkopf nicht gut aus«, sagt er. Dirk trägt einen gepflegten Haarkranz, er bedeckt ihn je nach Jahreszeit mit Wollmützen, Caps oder Strohhüten. Eine Transplantation käme für ihn ebenso wie die Vollrasur nie in Frage. Eine Echthaarperücke für besondere Gelegenheiten dagegen schon.

Wenn es überall sprießt

Haare sind allerdings nicht nur auf dem Kopf ein Midlife-Thema, sondern auch auf dem Körper. Dort beginnen sie nämlich bei beiden Geschlechtern im Gegensatz zum Kopf, oft ab der Mitte des Lebens zu sprießen: im Gesicht, auf der Brust, dem Rücken, den Oberschenkeln und dem Bauch. Bei Frauen hat die Veränderung oft mit der Menopause zu tun. Das Gleichgewicht zwischen männlichen und weiblichen Hormonen verschiebt sich. Der Anteil an Testosteron wird verhältnismäßig größer, der Anteil an Östrogen verhältnismäßig kleiner, und das führt mitunter zu mehr Körperhaarwachstum, weil bei Frauen wie auch bei Männern – die über den ganzen Körper verteilten Haarwurzeln mitunter nicht mehr so auf das Testosteron reagieren wie früher. Auf dem Kopf kann es altersbedingt zu einer Testosteron-Überempfindlichkeit kommen, dann werden Haare dünner, während die Körperbehaarung dank Testosteron kräftiger wird. Für diese Haare gibt es eigene Begriffe: Hexen- oder Teufelshaar, Ziegenbart oder »Mäuseleiter« (so nennt unsere Lieblingskosmetikerin Esra Kaliga die haarige Verbindung zwischen Schambein und Bauchnabel). Sie zupft sie bei ihren Kundinnen weg, genau wie die Härchen rund um Brustwarzen, Kinn und Mund. Zupfen oder Waxen sind die gängigen Mittel im Kampf gegen diese Veränderungen. »Einfach wachsen lassen – das machen die wenigsten Frauen«, sagt Esra.

Klar, auch bei der Körperbehaarung hat es Entwicklungen gegeben: Inzwischen muss nicht mehr alles haarlos sein. Beine, Achseln, Genitalien – das geht jetzt auch behaart. Aber die Sorglosigkeit im Umgang ist auch hier dahin. Alles ist Statement, und man muss die Codes der Zeit lesen können, will man sich hier selbstbewusst positionieren. Zumal die neue, liberale Haltung zum Körperhaar bei Frauen auch nur auf bestimmte Körperbereiche zutrifft. Haare an weiblicher Brust oder Kinn oder auch der sogenannte Damenbart gelten nach wie vor als peinlich. »Die Abweichung von der Norm ist schambehaftet«, meint die Kunstwissenschaftlerin Alina Strmljan. »Über die Körperbehaarung wird schon lange verhandelt, was Zivilisiertheit bedeutet«, sagt sie. Und »zivilisiert« bedeutet eben auch, an bestimmten, immer wieder neu definierten Stellen Haare zu entfernen oder wenigstens zu stutzen und zu zähmen. Aber wer setzt eigentlich diese Normen?

Das Ideal des haarlosen Körpers findet sich bereits im alten Ägypten, und es galt damals sowohl für Männer als auch für Frauen. Am besten wurde der *komplette* Körper von Haaren befreit, und zwar mit Bienenwachs, der Zuckerpaste Halawa oder dem arsenhaltigen Rhusma Turcorum, das ursprünglich aus dem Nahen Osten stammte und seinen Weg auch ins antike Griechenland fand, wo Körperbehaarung zumindest in bestimmten Epochen als barbarisch galt. Auch bei den Römern war die glatte, haarlose Haut ein Zeichen von Schönheit. Und selbst in den Badestuben des Mittelalters kamen Methoden zur Haarentfernung zum Einsatz. Einen regelrechten Aufschwung erfuhr die Haarentfernungspraxis aber erst Anfang des 20. Jahrhunderts mit der Erfindung der Gillette-Einwegklingen und den dazugehörigen Heimrasierern. Schnell wurde das Angebot, das sich zunächst an Männer richtete, auch auf Frauen ausgeweitet, begleitet von massiven Werbekampagnen, in denen Haare unter den Achseln und auf Beinen nun zum Problem stilisiert wurden. Mit Ermunterungen wie »Shave yourself, it's a pleasure« oder Drohungen wie »Unpleasant odour is caused by underarm hair« wurden zunächst vor allem US-amerikanische Frauen auf Linie gebracht. Nach 1945 erreichte der Trend dann Europa. Und mit ihm die Scham für die Härchen, die in den Werbungen für Haarentfernungsprodukte gleich mitgeliefert wurde: »You need not be embarrassed« – du musst dich nicht schämen, wenn du im Sommer am Strand deine Achseln zeigst. »Keine Scham« ist hier also gleichbedeutend mit »keine Haare«.

Vor diesem kulturellen Hintergrund stellt sich dann natürlich auch nicht mehr die Frage, was Frauen mit den noch unbeliebteren Härchen jenseits von Achseln, Beinen und Genitalien tun sollen – denen auf der Brust und im Gesicht: Die müssen natürlich weg! Womit in der Mitte des Lebens, in der diese Härchen vermehrt auftreten, eine weitere Aufgabe hinzukommt und damit auch ein weiteres schambehaftetes Thema. Dabei ist es vordergründig von Vorteil, dass sich Haare schnell und problemlos mit der Pinzette entfernen lassen oder mithilfe von Lichtsignalen, wie sie etwa bei der SHR, der Super-Hair-Removal-Methode, zum Einsatz kommen. Nur, was passiert mit der Scham? Verschwindet die einfach mit den Haaren? Oder ist sie nicht gekoppelt an die Aufmerksamkeit, die nötig ist, um im Feldzug gegen die Härchen die Oberhand zu behalten? Könnte ein Bekenntnis zu Damen- oder Ziegenbart auf Instagram – ähnlich inszeniert wie das Nachwachsen von Sophie Fontanels ergrautem Haupthaar – helfen, die Scham zu überwinden und den Härchen etwas mehr Sympathie entgegenzubringen? »So einfach ist es leider nicht«, meint Birgit Stammberger, die sich des Themas Körperbehaarung im historischen Kontext von Jahrmarktattraktionen, den sogenannten »Freakshows«, angenommen hat. »Weil im Haar kulturelle Vorstellungen von Männlichkeit und Weiblichkeit verwoben sind.« Zwar gehört sowohl bei Männern als auch bei Frauen die Körperbehaarung mit zur biologischen Ausstattung. Wo die Haare bei Männern und Frauen aber sichtbar sein dürfen, sei heteronormativ geprägt.

Interessant ist, dass das nicht immer so war. Es gab durchaus Epochen, in denen die Gesichtsbehaarung weniger binär codiert war. Zu einiger Berühmtheit hat es etwa Jusepe de Riberas Portrait der Magdalena Ventura gebracht. Auf dem Gemälde aus dem 17. Jahrhundert sieht man eine bärtige Frau, die ein Baby auf dem Arm hält und es stillt. Und im Mittelalter, weiß die Kulturwissenschaftlerin Birgit Stammberger, galt die Gesichtsbehaarung bei Frauen sogar als Zeichen von Weisheit und Unabhängigkeit. Erst im 19. Jahrhundert wurden bärtige Frauen regelrecht zu Freaks abgestempelt, die auf Jahrmärkten als »Bearded Ladies« für Aufmerksamkeit sorgten.

Diese plötzliche Irritation und Fokussierung auf angeblich Abnormales im 19. Jahrhundert erklärt sich damit, dass eine strikte Vorstellung von Zweigeschlechtlichkeit in den gesellschaftlichen Diskurs einzog, der ästhetisch keine Verwechslungen zwischen den Geschlechtern mehr duldete. Noch bis zum 18. Jahrhundert, so der Historiker Thomas Laqueur in seinem Buch »Making Sex«, war die Idee vorherrschend, Frauen und Männer hätten ein Geschlecht, das beim Mann lediglich nach außen und bei der Frau nach innen gestülpt sei. Zwar wird in der Fachwelt diskutiert, ob es tatsächlich einen solch klaren Cut gegeben hat. Zweifellos war aber non-binäres Denken durchaus verbreitet, was vermutlich auch in Sachen Gesichtsbehaarung einen etwas flexibleren Umgang erlaubte. Die aktuelle Debatte über diverse sexuelle Identitäten trägt ebenfalls dazu bei, mit den Härchen etwas weniger krampfhaft umzugehen. Ob Frauen in mittleren Jahren deswegen aufhören werden, sie sich wegzuzupfen? Wer weiß. Aber vielleicht hilft der Exkurs in die Geschichte dabei, sie ein wenig liebevoller zu betrachten und festgefahrene Glaubenssätze zur Ausprägung geschlechtlicher Identitäten noch einmal zu überdenken.

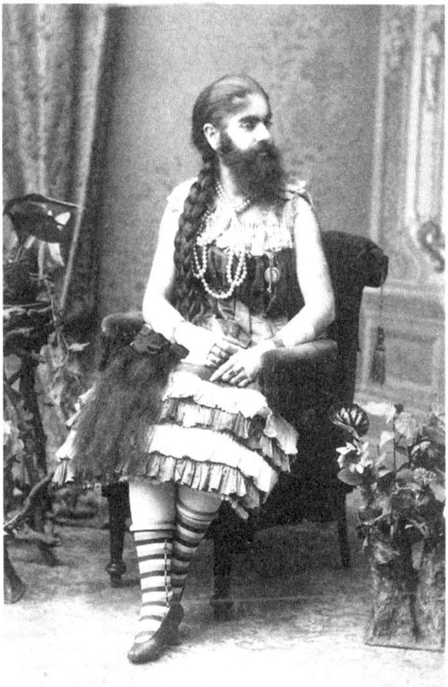

Annie Jones Elliott war eine der beliebtesten Jahrmarktattraktionen des späten 19. Jahrhunderts. Ihr starker Bartwuchs irritierte, übte offenbar aber auch eine sexuell anziehende Wirkung aus. Dem weiblichen Bart wurde schon immer etwas Rätselhaftes, auch Hexenhaftes zugeschrieben. Bis ins 18. Jahrhundert stand er für Klugheit und Reife, und seine Trägerinnen setzten ihn als Machtmittel ein – etwa gegen eine Ehe, die sie nicht eingehen wollten. Die sogenannte »Bearded Lady« wurde erst gegen Ende des 19. Jahrhunderts eine pathologische Figur. Bis heute ist starke Gesichtsbehaarung bei Frauen ein Tabu – über den Klebeschnurrbart in queeren Kreisen geht die Akzeptanz auch gegenwärtig nicht hinaus. Aber vielleicht ist das Spiel mit den Indifferenzen ja das Vorspiel für einen lässigeren Umgang mit Behaarung?

Jenseits aktueller Modeströmungen und Diskurse öffnet sich ein ganzer Kosmos von Möglichkeiten im Umgang mit unserer Behaarung – am meisten sichtbar selbstverständlich bei den Haaren auf dem Kopf. So könnten Mid-Menschen auch über ganz andere Alternativen zur Glatze oder Totalfärbung nachdenken: den grauen Ansatz einfach ein paar Zentimeter stehen lassen und dann im Ringellook nachfärben zum Beispiel oder den grauen Ansatz konsequent bis in die Mitte der Haarlänge färben, wie es die Filmemacherin Agnès Varda zu tun pflegte. Vielleicht lohnt sich sogar die Beschäftigung mit historischen Comb-Over-Frisuren und die Wiederentdeckung der Pomade. Auch die Idee unseres Freundes Dirk, gelegentlich mal ganz bewusst zur Perücke zu greifen, hat Charme und findet in der Geschichte viele Vorbilder. Vielleicht steht uns nach den Haar-Dogmen der letzten Jahrhunderte ein spielerischer Umgang mit dem, was auf dem Kopf sprießt oder auch nicht, ganz gut?!

Dicker als Wasser

Ein Hoch auf die Freundschaft

○ Mein vierzigster Geburtstag war in Sachen Freundschaft ein Erkenntnismoment. Ich hatte – wie es längst zum Ritual geworden war – zum Grünkohlessen geladen. Doch dieses Mal sollte die Runde größer ausfallen als sonst. An drei aneinandergereihten Tischen hatten über vierzig Gäste Platz genommen. Die in Weiß eingedeckte lange Tafel sah festlich aus mit den vielen Kerzen und dem Tannengrün. Und es war ein schönes Gefühl, die vielen Menschen miteinander ins Gespräch vertieft zu sehen. Menschen, die in meinem bisherigen erwachsenen Leben eine besondere Rolle gespielt hatten. Da saßen Freunde aus Abiturzeiten, verflossene Lieben, Menschen, die ich im Studium kennengelernt hatte, Kolleg*innen, Mütter aus dem ersten Pekip-Kurs, Freunde von Freunden. Eine bunt gemischte Ansammlung mir lieber Menschen – und eine, von der ich schon am Abend des Geburtstags wusste, dass sie in dieser Konstellation wohl das letzte Mal aufeinandertreffen würde. Ein paar Freundschaften waren schon ein wenig verblasst – wir hatten über die Jahre, obwohl wir uns immer noch mochten, längst Wege eingeschlagen, die uns zwangsläufig auseinanderführten. Die Wohnorte waren zum Teil nicht mehr dieselben. Interessen hatten sich verschoben. Job, Beziehungen und mitunter auch Familien hatten die jeweiligen Prioritäten verändert.

Retrospektiv betrachtet hat diese Geburtstagstafel für mich etwas von einem dieser vergilbten Privatfotos, die oft auf Flohmärkten verkauft werden: Da schimmert auch immer etwas durch, das in alle Ewigkeiten Bestand hat, aber gleichzeitig unwiderruflich der Vergangenheit angehört. Die Zäsur jedenfalls, die sich an meinem vierzigsten Geburtstag abzeichnete, war im Prinzip eine, die schon ein paar Jahre zuvor nicht nur mein Leben, sondern auch das vieler meiner Freunde in zwei Hälften zu schneiden schien. Auf der einen Seite war da ein Lebensabschnitt, in dem seit der Kindheit zu den alten Freunden ständig neue hinzukamen. Auf der anderen lag da ein neuer Lebensabschnitt, in dem mehr Menschen aus den Leben der anderen wieder zu verschwinden schienen, als neue auftauchten. ○

Neue Sehnsucht nach Verbindlichkeit

Sicher gilt für die Mitte des Lebens: Zwischen 35 und 55 sortieren sich Freundschaften noch einmal neu und auf eine andere Weise als in der Jugend. Dort sind Freundschaftsbeziehungen und der Umgang mit ihren Tiefen und Höhen eine Art Grundlagenübung in Sachen sozialer Beziehungskompetenz. Später stellt sich dagegen eher die Frage, welche Rolle Freunde in unseren individualistischen Lebensentwürfen und der sich daraus ergebenden Sinnkrise einnehmen. Und umgekehrt wir natürlich auch für sie. Denn es ist eine Tatsache, dass in Deutschland immer mehr Menschen alleine leben. Laut dem sozio-ökonomischen Panel (SOEP) war 2020 in der Familiengründungsphase zwischen 30 und 39 jede*r Fünfte Single; nach Überschreiten des 40. Lebensjahres gaben 17 Prozent der Befragen an, ohne Partner*in zu leben – ein Verhältnis, das bei Männern mit zunehmendem Alter weiter zurückgeht, bei Frauen hingegen immer weiter steigt auf schließlich 38 Prozent der über 65-Jährigen. Wobei Single zu sein natürlich nicht automatisch bedeutet, einsam zu sein – umgeben von Freund*innen und Liebhaber*innen geht es zuweilen lebhafter zu als allein mit einem Partner oder einer Partnerin. Allerdings schreiben allein lebende Menschen Freundinnen und Freunden eine andere Bedeutung zu als Menschen in Beziehungen. Zum Beispiel die, dass man füreinander eine wichtige, vielleicht sogar die verlässlichste Begleiterin ist, auf die man in schwierigen Situationen zählen kann. Aber wo fängt dieses »Aufeinander zählen« an, und wo hört es auf? Freundschaften können mitunter auch überfrachtet werden. Viele unserer mittelalten Freundinnen und Freunde stellen sich daher die Frage, wie wir Freundschaften in unserem weiteren Leben gebührend würdigen und pflegen sollten.

Manche gehen gedanklich Möglichkeiten durch, zum Beispiel näher zusammenzurücken – vielleicht auch in irgendeiner Form zusammen zu wohnen. Andere sind erkrankt und froh um die Fürsorge enger Freund*innen, gleichzeitig ist ihnen unwohl ob des herrschenden Ungleichgewichts von Nehmen und Geben, das sich womöglich nie mehr umkehren lässt. Wiederum andere, die mit Liebesbeziehungen eher schlechte und mit Freundschaften eher gute Erfahrungen gemacht haben, denken darüber nach, sich von den Liebesbeziehungen ganz zu verabschieden und experimentieren mit sogenannten »friends with benefits«, mit denen sie gelegentlich im Bett landen, aber auch gerne über einen längeren Zeitraum befreundet sein wollen.

Dass solche Gedankenspiele und Experimente in den mittleren Jahren einen gewissen Nerv zu treffen scheinen, beweist auch der Erfolg des Buchs »Allein« von Daniel Schreiber. Schreiber, der in früheren Jahrzehnten ein aufregendes schwules Party- und Liebesleben führte und die längste Zeit seines Lebens davon ausging, »dass ich mit jemandem mein Leben teilen und zusammen alt werden würde«, findet sich mit Mitte vierzig allein, aber natürlich nicht beziehungslos in seinem Leben. »Kann man allein, ohne eine romantische Beziehung, wirklich ein gutes Leben führen? Lässt sich unser Bedürfnis nach Nähe durch Freundschaften stillen? Wie tragfähig kann solch ein Lebensmodell sein? Und wie geht man damit um, wenn irgendwann die meisten Freundinnen und Freunde Partnerinnen oder Partner finden und man das Gefühl hat, auch mit dem Alleinsein allein zu sein?« Unbehagen überfällt ihn allerdings auch, wenn allenthalben das »überzuckerte« Loblied auf die echte Freundschaft ertönt. Bei Daniel Schreiber fällt die Zäsur in der Mitte des Lebens mit dem ersten Höhepunkt der Corona-Pandemie zusammen, nämlich der Erkenntnis, dass er sich von seinen engsten Vertrauten entfernte. »Die Herausforderungen der neuen Zeit riefen einen ausgeprägten Nestinstinkt wach. Ausnahmslos alle Freundinnen und Freunde, die in Paarbeziehungen lebten, schienen sich verstärkt auf ihr familiäres Leben zu konzentrieren.« Egal wie intensiv die Freundschaften vor der Pandemie gepflegt worden waren, alles schien in den Hintergrund dieser Kernfamilien zu treten. In der Konkurrenz zur Liebesbeziehung und Familie zog die Freundschaft dann doch den Kürzeren. Noch nie hatte sich Daniel Schreiber so einsam gefühlt.

Solche Enttäuschungen in existenziellen Ausnahmesituationen scheinen einem Sprichwort recht zu geben, das viele schnell zur Hand haben, wenn es um den Unterschied zwischen Familien- und Freundschaftsbande geht: Blut sei eben dicker als Wasser, heißt es dann oft. Und diese Redewendung wird immer so interpretiert, dass auf die Familie eher Verlass sei als auf die Freunde. Interessant daher, wie der Sammelband »Freundschaft heute. Eine Einführung in die Freundschaftssoziologie« das alte Sprichwort herleitet: Ursprünglich habe es sich auf den Abschluss von Blutsverträgen zu Zeiten des Alten Testaments bezogen und bedeute das genaue Gegenteil: nämlich, dass Beziehungen, die durch Blutsschwüre entstehen, stärker sind als solche, die der Geburt im gleichen Geburtswasser geschuldet sind. Natürlich ist beides wahr – hier wie da gibt es die aufopfernde ebenso wie die enttäuschte Liebe sowie alle Zwischenstufen. Die Selbstverständlichkeit allerdings, mit der wir immer noch hohe Erwartungen an familiäre Bande knüpfen (obwohl diese vielleicht noch nie so richtig erfüllt wurden), legen wir bei Freundschaftsbanden nicht an den Tag. Umgekehrt erstarren alte Freundschaften manchmal auch in sippenhaften Formen, wenn die Rollen nach Jahrzehnten so festgelegt sind, wie man es nur aus dem eigenen Familienkreis kennt. »Wenn der Besuch bei Freunden Züge annimmt wie der Besuch bei Onkel Horst, und man schon vorher weiß, wie das Gespräch verläuft, welche Tischdecke aufliegt und dass keine Fragen gestellt werden, dann wird's schwierig«, beschrieb es kürzlich eine Freundin, die es aus eigener Erfahrung kennt, wenn Neugier und echte Anteilnahme in einer Freundschaft verflogen sind und man sich in der Gegenwart der Sippe ähnlich einsam fühlen kann, wie wenn man gar nicht erst eingeladen wird. Es gibt also Annäherungen, Abgrenzungen und Überschneidungen zwischen diesen Blut- und Wasserverbindungen. Und mit der bedingungslosen Priorisierung von Familien- und selbst von Liebesbanden scheint es in Zeiten von Patchwork-Konstruktionen und serieller Monogamie auch vorbei zu sein, vor allem für Menschen der mittleren Alterskohorte, die schon einige Brüche in ihrem Leben hinter sich haben.

Das Interesse am Sujet Freundschaft hingegen wird größer, stellt die Soziologin Sabine Flick, eine der Autorinnen des erwähnten Buches zur Freundschaftssoziologie, fest. Menschen im mittleren Alter stünden offenbar vor Lebensentwürfen, die sich doch recht stark von denen ihrer Eltern unterschieden, etwa weil die Lebenspartner häufiger wechseln oder gar nicht erst da sind.

Das Faszinierende an guten Freunden im Vergleich zur Liebesbeziehung ist ja, dass sie den Wandel und die stete Veränderung, die unsere Leben oft auszeichnen, häufig eher mitmachen als Partnerinnen oder Partner. Ob wir wegziehen, den Job wechseln, mit komischen Hobbys anfangen, unsere Ansichten ändern oder unser Leben noch mal richtig auf den Kopf stellen: Freunde verzeihen bereitwilliger als die Lebenspartner, trösten uns, wenn diese gehen, und sind großmütig ohne überhöhte Erwartungen. Es kommt natürlich auch vor, dass eine Freundschaft an großen Veränderungen zerbricht. Aber die, die es nicht tun, währen Jahrzehnte und eben oft länger als langjährige Liebesbeziehungen. Vielleicht ist das ein Grund, warum sie in einer Welt, die von maximaler Selbstbestimmung und Autonomie geprägt ist, von der Loslösung aller möglichen Konventionen, immer wichtiger werden, weil sie für Kontinuität stehen, während sich alles andere ständig auseinanderdividiert. »Freundschaft ist dehnbar, anpassungsfähig und nicht exklusiv«, sagt der Altphilologe und Philosoph Klaus-Dieter Eichler. »Sie kann intim sein, aber auch anschlussfähig für viele.«

Das Wesen der Freundschaft

Aber wie lässt sich, wenn der Begriff so dehnbar ist, denn dann die Freundschaft überhaupt fassen? Schon in der antiken Philosophie finden sich zentrale Gedanken zur »philia« – der gegenseitigen Freundesliebe. Was dann folgt, so Klaus-Dieter Eichler, ist eine 2000-jährige Geschichte der Anknüpfung, des Widerspruchs, des Streits unter Philosophen. Es ist also kompliziert. Aber ganz einfach ausgedrückt geht es immer um den Nutzen. »Freunde sind immer Freunde meiner Wahl. Und der Hauptgrund für meine Wahl ist, dass ein Freund mir nützlich ist.« Bei Aristoteles etwa basiert Freundschaft zunächst einmal auf einem Verhältnis der gegenseitigen Wertschätzung. Indem ich das Gute für den anderen will, tue ich mir selbst etwas Gutes. Bei Epikur, dem Philosophen, der stets von der »Lust« sprach, ohne Hedonist zu sein, bestand diese Nützlichkeit von Freunden in der »voluptas«: Sie dienen dem eigenen Vergnügen und der Glückseligkeit. Seneca hingegen sieht den Nutzen der Freundschaft eher im Einüben von Tugendhaftigkeit – es geht nicht darum, dass ich auf die Hilfe und Bespaßung des anderen setze, sondern am Freund übe, ein moralisch besseres Leben zu führen, sprich: für ihn da zu sein. Worin aber auch ein Eigennutz liege, wie Klaus-Dieter Eichler erklärt: Denn wo die Tugendhaften eine Freundschaft pflegen, profitieren beide von der Wertschätzung des anderen. »Freundschaft ist ein reziprokes Verhältnis – im Gegenüber des Freundes lerne ich mich auch selbst kennen.«

● Mir fällt dazu eine kleine Anekdote ein, auf die ich meine alte Freundin Iris anspreche. »Weißt du noch, als wir damals nachts durch Darmstadt fuhren und du zu mir gesagt hast: »Oh Mann, Marietta, du bist immer sooo konsequent!?« »Nein«, antwortet sie, »keine Ahnung.« Damals auf dem Fahrrad hatte ich ihr irgendetwas erzählt, wovon ich mir ihren freundschaftlichen Zuspruch erwartete. Stattdessen: »Oh Mann, du bist immer sooo konsequent.« Es war ein Moment, in dem sich etwas veränderte. War ich bis dahin sehr einverstanden gewesen mit meiner Prinzipientreue und Konsequenz, so stellte ich sie plötzlich in Frage. Iris lacht, als wir darüber sprechen. »Na klar«, sagt sie, »manchmal fällt es einem wie Schuppen von den Augen, wenn ein Freund etwas sagt, und das vergisst man nie wieder im Leben. Und warum? Weil wir unsere Freunde ja auch bewundern und schätzen für bestimmte Eigenschaften.« ●

Und weil wir uns vor unseren Freunden im Augenblick solcher Offenbarungen nicht schämen. Die persönliche Offenbarung ist ein wichtiger Bestandteil der Freundschaft – ein Wagnis auch, mit dem freundschaftliche Beziehungen zumindest im Erwachsenenalter häufig beginnen. Was allerdings nicht zu verwechseln ist mit einer Art gegenseitiger Dauerbeichte. Im Moment erfährt laut der Soziologin Sabine Flick nämlich ein ganz bestimmter Freundschaftstyp eine Idealisierung, der in Analogie zu dem, was die Soziologin Eva Illouz als therapeutische Kultur beschrieben hat, den emotionalen Austausch besonders wertschätzt. Dabei können Freundschaften auch bestehen, wenn Menschen nicht ständig miteinander reden und sich über Gefühle austauschen. Das gemeinsame Tun, das gemeinsame Handeln, die gemeinsame Erfahrung bilden ein ebenso wichtiges Fundament wie der Austausch. Oder wie unsere Freundin Friederike sagen würde: »Das Tolle an unterschiedlichen Freunden ist, dass ich, je nachdem, mit wem ich zusammen bin, verschiedene Gesichter habe und unterschiedlich sein kann.«

Ist man mit Freunden allerdings schon eine ganze Weile unterwegs, werden auch die mitunter andere Gesichter an einem kennenlernen. Insbesondere wenn sich die Freundschaft über wichtige Etappen im Leben, sogenannte Wendepunkte, erhält. In »Allein« schreibt Daniel Schreiber über seine Freundin Sylvia, die er schon seit seinem zwölften Lebensjahr kennt und mit der er schon für Klausuren in der Schule gepaukt hat. Sylvia war einer der »wenigen Menschen, die nicht nur wussten, wer ich bin, sondern auch, wer ich vor zwei Jahren oder vor zwei Jahrzehnten war. Wir verändern uns, verändern uns die ganze Zeit. Und wir vergessen, vergessen, auch wenn wir es nicht wollen, wer wir einmal waren. Wir brauchen Menschen, die uns genau davor bewahren.«

Die Qualität von Freundschaft im Midlife

○ Unser Freund Gerd, der über einen großen Freundeskreis verfügt, meint, jeder Freundschaft liege ein Kernkonflikt zugrunde, der irgendwann ausgesprochen werden muss. Ein Gedanke, der mich umtreibt, weil ich in der Tat bei fast allen Freundschaften, die ich pflege, mögliche Untiefen entdecke: Neid spielt da mitunter hinein, unterschiedlich intensive Gefühle füreinander, unterschiedliche Bereitschaft, füreinander da zu sein oder gemeinsam Dinge zu planen … Die Liste ist lang, und je nachdem, wie gewichtig die Konflikte sind, bestimmen sie auch den Verlauf der Freundschaft – manche gehen an den Konflikten zugrunde, manche implodieren auch ganz leise, andere wachsen daran. Und so ergibt sich beim Blick auf meinen Freundeskreis ein Bild, das mich ein wenig an meine Wohnungseinrichtung erinnert. Da gibt es auch ein paar alte Weggefährten, die schon lange zu meiner engeren Umgebung gehören, mit denen ich oft umgezogen bin und die ich manchmal etwas nachlässig behandle, weil etwas Neues dazugekommen ist, das mich besonders entzückt. Aber wie meine alten Freunde entdecke ich auch die alten Möbel immer wieder neu, rücke sie manchmal um, finde einen besseren Standort für sie, und dann erstrahlen sie immer wieder aufgrund ihrer besonderen Qualität. Manchmal sortiere ich auch etwas aus. Selten radikal, eher unentschlossen. Bei den Möbeln wären das, um im Bild zu bleiben, die Teile, die erst mal im Keller landen und dort, wenn sie vergessen werden ob der schlechten Bedingungen vor Ort, immer unbrauchbarer werden. Irgendwann sind auch Freundschaften nach langen Zeiten fehlender Pflege nicht mehr reaktivierbar. Dieses komplexe zwischenmenschliche Gefüge verkümmert eben, wenn man es zu sehr vernachlässigt. Insgesamt finde ich aber, dass ich im Laufe meines mittellangen Lebens milder geworden bin im Umgang mit meinen Freunden – ich verzeihe viel mehr und empöre mich weniger. Das macht für mich im Übrigen auch eine Qualität von Freundschaften in der Mitte des Lebens aus. ○

Während früher Freundschaften auch mal brachial endeten, wiegen im fortgeschrittenen Alter die vielen Jahre, die man mit Freunden schon geteilt hat, kurzzeitige Unstimmigkeiten mitunter wieder auf. Eine vorübergehende Ruhephase, die zum Beispiel häufig zwischen Kinderlosen und Eltern in der Zeit der Familiengründung eintritt, muss nicht zwangsläufig das Ende der Beziehung einläuten. Obgleich Freundschaften sich in der Regel nur erhalten, wenn sie auch gepflegt werden, empfiehlt es sich manchmal, temporär auf Abstand zu gehen. Voraussetzung ist hier natürlich, man teilt das Bedürfnis oder kann sich den Rückzug gegenseitig verzeihen. In dem Moment aber, wo Erwartungen existieren, die nicht erfüllt werden, ist die Freundschaft in Gefahr, sagt der Philosoph Klaus-

Dieter Eichler. Denn »Freundschaft ist eine freiwillige, bedingungslose Gabe der Zuwendung.« Und da ist ein Rückzug, selbst wenn er nicht als Aufkündigung der Beziehung gemeint ist, immer auch ein Risiko – zumal, wenn er in einer krisenhaften Situation passiert und man als Freundin eigentlich gebraucht wird.

● Bei meiner Freundin Yvonne dauert diese krisenhafte Situation nun schon viele Jahre. Es war mein vierzigster Geburtstag, an dem sie sagte: »Irgendetwas muss passieren, vielleicht sollte ich mir ein Tattoo stechen lassen oder einen Porsche kaufen.« Ein paar Monate später bekam sie die Diagnose ALS, Amyotrophe Lateralsklerose, eine fiese Krankheit des Nervensystems, in deren Verlauf es zur vollständigen Lähmung der Motorik kommt. Yvonne hat seither einige Freunde verloren; wer sich von wem verabschiedete, ist nicht immer klar. In der Krankheit, sagt sie, sind Freundschaften extrem wichtig geworden, und die Angst, Freunde zu verlieren, umso größer – schließlich ist sie bedürftig und auf die Hilfe anderer angewiesen, die Waage scheint auf den ersten Blick im Ungleichgewicht. Aber obwohl wir uns zum Zeitpunkt der Diagnose schon 25 Jahre kannten, hat unsere Freundschaft in der Zeit danach erst richtig Fahrt aufgenommen. Wir haben, so lange es ging, zusammen Projekte gemacht, sind nach Venedig gefahren, einmal noch italienisches Eis in der Waffel, bald danach konnte sie keine Nahrung mehr aufnehmen, wir haben der Krankheit und dem drohenden Tod abwechselnd den Vogel gezeigt, darüber gelacht oder geweint. Ihre Kinder sind meine Patenkinder, die Familie ist meine Wahlfamilie, über all die Jahre sind wir zu einer Art Schicksalsgemeinschaft geworden.

Unser Freund Gerd, der ebenfalls keine eigene Familie gegründet hat, beschreibt seinen engen, über Jahrzehnte gewachsenen Freundeskreis auch als Schicksalsgemeinschaft, die die Funktion einer Familie übernimmt: Mit seiner Wahlfamilie feiert er dann Feste wie Geburtstage, Weihnachten und Ostern, verbringt generell viel Zeit mit ihr. »Diese lange Zeit, in der man sich jetzt kennt«, sagt Gerd, »kann ein neuer Freund auch gar nicht mehr aufholen, man hängt irgendwann fest und muss mit denen dann auch klarkommen.« Wir erinnern uns an den Onkel-Horst-Effekt. Stellt er sich nicht ein, so sind solche alten Freundeskreise verlässliche Gemeinschaften, vielleicht so etwas wie die reife Form einer Clique – wenn man denn der Cliquentyp ist. Der war ich eigentlich nie. Ich liebe die Geselligkeit, aber nur wenige meiner Freunde sind untereinander so kompatibel, dass sie sich ohne mich auch freiwillig begegnen würden, weshalb ich manchmal mit leisem Neid auf solche gewachsenen, harmonischen Gruppen schaue oder auf Menschen, die in ihre Heimat zurückziehen, weil dort noch ein alter Freundeskreis wartet. Bei mir wartet kein Kreis, ich und viele meiner alten Freunde zerstreuten sich nach der Schule und dem Studium in alle Himmelsrichtungen, wir telefonieren, schreiben und besuchen uns gelegentlich und bedauern die Distanz zwischen uns. Manche sehe ich zwei Jahre nicht, aber wenn es zu einer Begegnung kommt, ist sie nah und unbeschwert wie früher. Am besten bleiben sie ein paar Tage, fühlen sich bei mir wie zu Hause, wir trinken morgens einen Kaffee im Bett, erinnern uns an rauschende Partys, sinnlose Aktionen, sind albern, reden dummes Zeug; zwischendurch funkelt ein Geistesblitz. Die Zeit, die wir nicht haben, zerrinnt uns unter den Händen, aber es ist egal, die Wohnung fällt wie früher die WG allmählich ins Chaos. Wir sind glücklich, wir fühlen uns lebendig und erkannt. ●

Zufällig beste Freunde

Trotz allem kommt fast nichts, außer das Verliebtsein, dem beglückenden Gefühl gleich, das sich aus einer frischen Freundschaft ergibt. Neue Freund*innen eröffnen neue Perspektiven, auf einen selbst, das Gegenüber und das Leben überhaupt. Es ist schön, sagte kürzlich eine Freundin, auch noch mal ein unbeschriebenes Blatt zu sein, denn bei den alten Freunden steckt man manchmal in Schubladen fest, die womöglich gar nicht mehr passen. Allerdings scheint sich in der Mitte des Lebens viel seltener die Gelegenheit zu ergeben, neue Freundschaften zu knüpfen. Die Voraussetzungen sind eindeutig schlechter, wir hängen in unseren Alltagsroutinen, am Arbeitsplatz gibt es wenig Fluktuation, abends sind wir müde, und wenn wir ausgehen, bleiben wir unter Unseresgleichen. Wie allgegenwärtig im Vergleich dazu früher das Knüpfen neuer Freundschaften war: Sie lauerten überall, auf dem Schulhof, in der Mensa, in der Vorlesung oder beim Praktikum und natürlich auf den unzähligen Partys und Feiern. Freundschaften werden dort geknüpft, wo man Zeit verbringt: bei der Arbeit zum Beispiel, beim Sport, bei den Hobbys oder auf Reisen. »Wenn in der Mitte des Lebens weiterhin neue Lebensbereiche hinzukommen, dann kommen auch neue Menschen ins Spiel. Wenn man da bleibt, wo man ist, dann ist der Freundeskreis auch irgendwann gesättigt«, so Sabine Flick. Es hängt also auch an uns Mid-Menschen, uns Gelegenheiten zu nehmen oder zu schenken, neue Freundschaften zu schließen.

Statistisch gesehen sind es jedenfalls vor allem Menschen, mit denen wir regelmäßig verkehren, die zu Freunden werden, und nicht unbedingt Gleichgesinnte oder Seelenverwandte, nach denen wir aktiv suchen. Es ist nicht die möglichst hohe Profilübereinstimmung, die von Datingportalen bemüht wird, die die Freundschaft bedingt, sondern Beweglichkeit und Offenheit neuen Menschen gegenüber. Daniel Schreiber zitiert in diesem Zusammenhang eine Studie, aus der hervorgeht, dass sich Menschen vor allem deshalb anfreunden, »weil sie derselben Gruppe zugeordnet wurden. Wenn die Studierenden in der Vorlesung in einer Reihe saßen, steigerte das die Wahrscheinlichkeit, dass sie sich anfreundeten, enorm. Am ehesten geschah das jedoch, wenn sie nebeneinandersaßen. Beim Schließen von Freundschaften schlug zufällige körperliche Nähe alle anderen Trümpfe.« Die »Banknachbarschaft«, die Daniel Schreiber hier beschreibt, kann alles sein: Schulbank, Vorlesungssaal, der morgendliche Gang zur Kaffeemaschine am Arbeitsplatz. Auch wir waren viele Jahre Banknachbarinnen: Wir saßen zusammen im Raum für freie Mitarbeiter in unserem Radiosender, wir arbeiteten für dieselbe Redaktion, wir reichten uns das Papier aus dem Drucker über den Tisch. Und – wie wir uns später einmal gestanden, als wir endlich Freundschaft geschlossen hatten – wir fanden uns dabei lange Zeit ziemlich doof.

● Meine jüngste Banknachbarschaft zog vor einiger Zeit bei mir ein. Es ist Selma, die Tochter von Freunden von Freunden, sie arbeitet als Hebamme und führt ein vollkommen anderes Leben als ich. Eigentlich wollte sie nur so lange bleiben, bis sie in Berlin etwas Besseres findet – eine WG mit ihresgleichen –, und eigentlich wollte ich mich auch nur begrenzt an einen fremden Menschen in meiner Wohnung binden. Aber es dauerte nicht lange, bis aus unserem Zusammenwohnen etwas Vertrautes wurde, und als wir uns eines Abends gestanden, dass es schön wäre, wenn sie einfach bleibt, war das ein rührender Moment. Eine andere Banknachbarschaft kannte ich schon bald zwanzig Jahre, bevor wir uns anfreundeten. Wir sahen uns einmal im Jahr auf der Party eines Freundes, aber dann trafen wir uns eines Tages zufällig auf der Straße, sprachen sehr lange über unsere aktuell etwas komplizierten Lebensumstände und hätten das Gespräch wahrscheinlich beide noch stundenlang fortsetzen wollen, hätte es nicht einen Termin gegeben. ●

Es sind diese magischen Momente, in denen uns eine »Banknachbarin« plötzlich in neuem Licht erscheint – lustig, bedürftig, stark, verletzlich, interessant oder aufregend, und aus unerklärlichen Gründen in beiden der Wunsch gleichzeitig aufkommt, sich anzufreunden, Zeit miteinander zu verbringen. Frauen sprechen dann gelegentlich davon, dass sie sich – »verliebt« haben, ohne sexuell zu begehren. In jedem Fall, bestätigt der Philosoph Klaus-Dieter Eichler, wohne diesem Moment des Sichhingezogenfühlens etwas Besonderes inne. Ein Herantasten: Was will ich, wie weit gehe ich, und geht der andere mit? »Und dann trifft man eine Wahl füreinander, und zwar aus der Überzeugung, dass der andere gut für mich ist.«

Friends with benefits

Im Vergleich zur romantischen Liebe und zur heftigen Leidenschaft einer beginnenden Liebesbeziehung, sagt Eichler, betone die Freundschaft doch eher die gegenseitige Selbstständigkeit und nicht die Exklusivität. Begehren und Freundschaften schließen sich heute aber weniger aus, als das früher der Fall war. Das Prinzip »Friends with benefits« (fbw) oder »Freundschaft+« ist kein Nischenphänomen mehr. Sex wird dann von Anfang an in die Freundschaft integriert (oder eine Affäre wird einfach nur modisch als Freundschaft+ gelabelt, ohne dass sie es wirklich ist). Auf jeden Fall sind die Konstellationen diverser geworden, sagt Sabine Flick, und diejenigen, die nach einer großen Enttäuschung an der romantischen Liebe zweifeln, fangen als Mid-Menschen möglicherweise noch mal mit anderen Konzepten zu experimentieren an – Ausgang offen. Unser schwuler Freund Gerd jedenfalls schwärmt regelrecht vom Sex mit guten Freunden: »Es hat dann eine unglaubliche Leichtigkeit, weil es nicht für eine Beziehung konstituierend ist. Es wird spielerisch, und wo wir spielen, sind wir frei.«

Wozu dann eigentlich noch die romantische Liebesbeziehung, wenn Freundschaften alles, sogar die körperliche Liebe, abdecken können? Gerd würde sagen, weil es bei beiden Beziehungsmodellen primär um etwas anderes geht und das zeige sich in der Abwesenheit. »Die Abwesenheit des geliebten Menschen ist quälend – die des Freundes erträglich.« Deswegen sollte man diese beiden Beziehungsmodelle auch nicht gegeneinander ausspielen. Auch Sabine Flick will Freundschaft nicht als Ersatz für die Liebe oder, wie Daniel Schreiber sagen würde, »Trostpreis für die Alleingebliebenen« missverstanden wissen, »da Freundschaften einen eigenen Wert besitzen und Liebesbeziehungen zudem viel stärker durch Rollenerwartungen oder Vorstellungen davon geprägt sind, wie sich Liebende zu verhalten haben.«

Dennoch entscheiden sich laut Studien immer mehr Menschen bewusst dafür. Die britische Sozialwissenschaftlerin Sasha Roseneil hat 2008 in ihrem Forschungsprojekt »Friendship and non-conventional Partnership« den Begriff »Queer-Individualisierung« geprägt und dargelegt, dass vor allem Frauen, die sich nach einem oder mehreren großen Beziehungsbrüchen (also oft in der Mitte des Lebens) aus den heteronormativen Abhängigkeiten befreien wollen, eine bewusste Priorisierung der Freundschaft vor der romantischen Liebe treffen. Generell schließt sie aus den Berichten ihrer Probanden eine Dezentrierung von sexuellen und/oder Liebesbeziehungen. »Lebensstile, die einmal als genuin homosexuell galten – der Vorrang der Freundschaft, die Einbeziehung von ehemaligen Geliebten in Freundschaftsnetze, der Nichtprimat des Ehepaars –, werden von Heterosexuellen aufgegriffen, die ein besonders ›individualisiertes‹ Leben führen.« Dieses individualisierte Leben schließt aber Fürsorge, wie sie etwa Familienmitglieder und Lebenspartner selbstverständlich voneinander erwarten, keineswegs aus. Im Gegenteil. Am Fürsorgepotenzial von Freundschaften gibt es keinen Zweifel, meint auch Sabine Flick, »aber wenn man das ernst meint, muss man dem auch Raum geben«. Heißt ganz einfach: Prioritäten setzen, sich kümmern, wenn der Freund krank ist, und sich notfalls mit dieser Begründung auch von der Arbeit abmelden.

Gerd stellt sich vor, mit seiner Schicksalsgemeinschaft im Alter räumlich noch näher zusammenzurücken. Die Alten-WG als Alternative zur lebenslangen Liebesbeziehung, am besten gleich mit einem zusätzlichen Zimmer für die Haushaltshilfe oder Pflegekraft. Politisch werden solche alternativen Lebensformen unter Freunden inzwischen auch in Deutschland diskutiert. Die FDP hat Anfang 2022 ein Papier vorgelegt, nach dem Personen, die sich nahestehen, rechtlich eine »Verantwortungsgemeinschaft« bilden können sollen. In Frankreich existiert ein ähnlicher »Pacte Civil de Solidarité« schon seit über zwanzig Jahren.

● Yvonne und mich haben ein paar schwere Situationen in ihrer Krankheit richtig zusammengeschweißt. Inzwischen hängt sie an der Beatmungsmaschine und hat eine Magensonde, sie kann fast nur noch in ihrem Krankenbett liegen und wird zu Hause von einem 24-Stunden-Intensivpflegedienst versorgt. Wir kommunizieren über einen Computer, in den sie mit den Augen Sätze eintippt, die eine künstliche Stimme dann vorliest. »Erinnerst du dich an die Situation im Krankenhaus, als das Blut aus der Öffnung für die Trachealkanüle am Hals schoss?«, frage ich sie. »Ja«, sagt die Stimme aus dem Computer. Ich hatte damals mit Yvonne ein paar Tage im Krankenhaus verbracht, als sie ans Beatmungsgerät kam. Irgendetwas hatte sich entzündet, und als eine Pflegekraft die Kanüle bewegte, fing es heftig an, zu bluten, Alarm wurde ausgelöst, Ärzte rannten herbei, es blutete wie verrückt aus diesem Loch am Hals, und ich dachte erstens: Das war's. Und zweitens: Das mit dem Blut ist jetzt zu hart für mich. Yvonne erinnert sich ganz anders. »Du hast mir die ganze Zeit die Füße festgehalten, und ich habe immer in dein Gesicht geguckt«, sagt die Stimme aus dem Computer. »Und das war so gut, dass ich dich sehen konnte. Das ist schon die höchste Stufe von Freundschaft«, tönt es monoton und falsch betont, »wenn das Blut läuft, die Füße halten.« Ob es nun genau so war oder ein bisschen anders – sich verkrümeln wäre natürlich keine Option gewesen. »Diese Frage stellt sich nicht«, sagt meine Freundin Iris, die in schwierigen Lebenslagen selbst unterstützt worden ist, aber auch schon Freunde unterstützt hat. »Du gehst über diese Schwelle, ob du dich traust oder nicht, du wirst einfach diejenige, die die Hand nimmt und das mit jemandem durchsteht.« In meinem Fall ist meine Freundschaft mit Yvonne nun sogar mit Blut besiegelt – Blutsfreundschaft –, dicker als Wasser.

Die »Verantwortungsgemeinschaft«

In Zeiten, in denen traditionelle Familienstrukturen gerade im Alter nicht immer tragen, so die amtierende Bundesregierung, wachse der Bedarf an neuen Formen gegenseitiger Absicherung. Realität ist bereits, dass Freunde Verantwortung und Fürsorgepflichten übernehmen oder sich in Wohngemeinschaften zusammentun, wo familiäre Bande an ihre Grenzen stoßen oder gar nicht vorhanden sind – ohne jedoch rechtliche Ansprüche (von der Auskunftspflicht im Krankenhaus bis hin zum Erbe) zu erhalten. Unter Federführung der FDP arbeitet die Koalition an einer Gesetzesvorlage für eine »Verantwortungsgemeinschaft«, bestehend aus mindestens zwei volljährigen Personen, die sich persönlich nahestehen, aber nicht miteinander verheiratet, verpartnert oder in gerader Linie verwandt sind. Die Ausgestaltung ihrer Rechte und Pflichten soll stufenweise variiert und das Bündnis unbürokratisch auch wieder aufgelöst werden können. Denn Familie, so die Definition der Regierungskoalition, ist überall dort, wo Menschen Verantwortung füreinander übernehmen, losgelöst von Blutsverwandtschaft oder dem Jawort eines Paares. Die Idee stößt auf viel Zustimmung, in Unions- und Kirchenkreisen wird hingegen befürchtet, dass damit die Institution der Ehe geschwächt würde und traditionelle Verwandtschaften an Bedeutung verlören. Die Sozialanthropologin Tatjana Thelen wies in einem Interview im Deutschlandfunk Kultur darauf hin, dass es nicht die Politik ist, die Verwandtschaftsverhältnisse ändert, sondern gesellschaftliche Praktiken, die dann wieder in eine politische Form münden. Die »Tradition«, auf die sich konservative Politiker*innen beriefen, existiere gar nicht, denn allenfalls im Westdeutschland der fünfziger bis siebziger Jahre habe sich die Kernfamilie mit Vater, Mutter und Kindern als dominantes Modell durchgesetzt. Derzeit wird nur noch gut ein Fünftel aller Haushalte von solchen Familien bewohnt. Familie war immer im Wandel ebenso wie die Bedeutung von Freundschaft und Verwandtschaft. Die Herausforderung für eine gesetzliche Grundlage zur »Verantwortungsgemeinschaft« wird sein, so Tatjana Thelen, Indikatoren festzulegen, anhand derer sich das Versprechen gegenseitiger Solidarität feststellen lässt. »Es wird interessant werden, welche Faktoren der Staat aufgreifen wird, welche staatlichen Versorgungsstrukturen durch eine solche Institution auch entlastet werden können und welche Konsequenzen sich daraus ergeben, an die wir jetzt noch gar nicht denken.«

Vorsicht zerbrechlich!

Der Rausch, der Tod und das Leben

Wenn es so etwas wie das Genre »Midlife-Film« geben würde, dann gehörte »Der Rausch« von Thomas Vinterberg in jedem Fall dazu. 2020 erschienen, erzählt er die Geschichte von vier mittelalten Lehrern, die auf ihrem bisherigen Weg ein wenig an Neugier und Lebenshunger verloren haben. Irgendwie scheint zwar alles einigermaßen stabil – die Jobs sind sicher, das Haus ist gebaut –, aber etwas ist auch brüchig geworden. Zum Beispiel die Gewissheit, dass man das richtige Leben führt. Dass man glücklich ist. Gerade in der täglichen Begegnung mit der unverwundbaren Jugend wird den Lehrern ihr eigenes Älterwerden nur allzu bewusst. An einem festlichen Abend sitzen die vier in einem gehobenen Restaurant zusammen und feiern mit viel Alkohol einen runden Geburtstag. Dabei bringt einer die Ansicht des norwegischen Psychotherapeuten Finn Skårderud ins Spiel, nach der der Mensch angeblich mit 0,5 Promille Blutalkohol zu wenig geboren wurde. Erst ab dieser Promillehürde seien wir Menschen frei genug, unser Leben kreativ und mit der nötigen Gelassenheit zu meistern. Kurzerhand beschließen die Freunde, sich einem Selbstversuch zu unterziehen und ihren Blutalkohol dauerhaft auf genau diesem Pegel zu halten. Skårderud steile These (die er übrigens in dieser Form nie vertreten hat) scheint sich zunächst zu bestätigen. Die Männer laufen zu neuer Form auf, ein wohliges Gefühl stellt sich ein, dazu die Aufregung über dieses heimliche Gruppenabenteuer: Sie fühlen sich lebendig, das Leben macht Spaß. Aber natürlich kommt es bald zu Kipp-Momenten, und man fragt sich, wie sie aus dieser Nummer wohl wieder herausfinden. »Der Rausch« ist eine zwiespältige

Reise zu ungeahnten Ufern. Und ihre Teilnehmer geraten schließlich aus der Bahn.

»Wie kann man in einem Land wie Dänemark, das ein massives Alkoholproblem hat, den Missbrauch in einem Film nur so propagieren?!«, empörte sich ein Freund, der in Kopenhagen lebt und dem Alkohol ganz abgeschworen hat. Er hat natürlich recht: Alkohol ist ein Zellgift, dessen negative Auswirkungen auf den Körper immer genauer erforscht werden. Die Empfehlungen zum Alkoholkonsum wurden nicht umsonst über die Jahre stetig nach unten korrigiert. Laut Robert Koch-Institut liegen die Grenzwerte für riskante Alkoholtrinkmengen derzeit bei zehn Gramm pro Tag für Frauen und zwanzig Gramm für Männer, wobei zehn Gramm reiner Alkohol einem kleinen Glas Bier oder einem Glas Sekt entsprechen. Andere Studien legen inzwischen nahe, alkoholische Getränke, wenn überhaupt, nur noch esslöffelweise zu sich zu nehmen. Der Trend geht also eindeutig zum Downsizen – nicht in Richtung Rausch und auf keinen Fall in Richtung Dauerpegel von 0,5 Promille. Und trotzdem fühlten wir uns von der Ambivalenz in Thomas Vinterbergs Film in vielerlei Hinsicht angezogen: Auch wir kennen diese Sehnsucht nach Intensität, auch wir haben Erinnerungen an einen durch rauschhafte Zustände ausgelösten Enthusiasmus, auch uns fehlen mitunter die Experimente mit offenem Ausgang, auf die wir uns früher eher eingelassen haben, weil wir eben auch mal nicht ganz so klar waren im Kopf.

Ein Spaziergang in der Natur, der Griff zur Gartenschere, ein Pärchenabend mit gutem Essen kann solche rauschhaften Momente nicht ersetzen. Aber sollten wir nicht spätestens jetzt, als reife Mid-Menschen, dem ungesunden Rausch abschwören, wo uns die Fragilität des Lebens immer näher auf den Leib rückt? Oder ist die Lust am Leben und das Bedürfnis, dieses zu feiern, umso verlockender im Wissen um die eigene Endlichkeit? Von den unterschiedlichen Formen des Eskapismus ist der bewusste Sturz in den Drogenrausch zweifelsohne der irrationalste. Aber sollten wir deshalb das irrational Überschwängliche gänzlich aus unseren Leben verbannen?

Natürlich ist das Promille-Trinken der vier Lehrer eine bescheuerte Aktion, aber sie wirft die Frage auf, was aus Gründen der Vernunft und der Gesundheit in der Mitte des Lebens auf der Strecke bleibt und ob berauschende Momente nicht doch auch zu einem erfüllten Leben dazugehören. Bei Vinterbergs Lehrern besteht der Rauschzustand gar nicht mal unbedingt in der direkten Wirkung des Alkohols, sondern darin, was unter dessen Wirkung in Gang gesetzt wird. In einem Interview beschrieb der Regisseur sein Interesse an der Entfesselung so: »Es geht um das Unkontrollierbare, das Unberechenbare«, man gehe eine Art Vertrag ein in dem Moment, wo man ein Glas oder eine Flasche an die Lippen setzt: »Man betritt einen Raum und weiß nicht genau, was passieren wird.«

Das »problematisch Lustvolle« des Rauschs

Alkohol, so beschreibt es auch Freundin Julia, lässt Dinge sich in eine Richtung entwickeln, die man so nicht vorhergesehen hat. Abende werden länger, aber es ist dann egal. »Und dieses Egalsein bringt mehr Offenheit, mehr Freiheit im Denken und im Nicht-Denken. Es entsteht eine Weite.« Und Freund Gerd würde sogar sagen, dass man an einem Fest ohne Rauschmittel zwar teilnehmen kann, sich so aber um eine Seite der Wirklichkeit bringe. Den »Möglichkeitsraum«, der sich im Rausch eröffne, könne man dann nicht betreten. »Jede gute Party ist im Grunde ein Vorgeschmack auf die Riesenfete im Himmelreich.« Gerd ist Theologe und anders als viele Christen nicht davon überzeugt, dass der Hedonismus schnurstracks in die Hölle führt. »Die Grenzen, die im Rausch fallen, geben schon mal den Blick frei auf das, was da kommt. Es ist ein Gefühl von Glück, Verbundenheit und Liebe.«

Das Heilige im Rausch: Der Philosoph Robert Pfaller bezeichnet in seinem Buch »Wozu es sich zu leben lohnt« diese Erlebnisqualität als »das problematisch Lustvolle«, das in der Ästhetik auch als das Sublime oder Erhabene beschrieben wird. Es steckt in allerhand Genussmitteln – so auch im Alkohol, der sowohl etwas Reines als auch etwas Unreines in sich trägt. In Gesellschaft von Freunden getrunken, schreibt Pfaller, sei zum Beispiel das Bier ein großartiger Genuss, während das Bier zum Frühstück angeboten eklig sei. Maßlos werden darf es also nicht immer und zu jeder Gelegenheit. Gesellschaft und feierlicher Anlass sind Rahmenbedingungen für den Genuss des problematisch Lustvollen. Unter feierlichen Umständen verweist das Alkoholtrinken laut Pfaller auf etwas, das mit der ökonomischen Haushaltsnorm bricht. Wenn wir uns zu feierlichen Anlässen berauschen, hören wir quasi auf, zu rechnen und zu haushalten, wir verausgaben uns, so nennt Pfaller das, wir denken nicht mehr über die Konsequenzen des Rauschs nach, sondern geben uns hin, was eben nicht sehr wirtschaftlich gedacht ist. Laut Pfaller macht sich neben der Auffassung des Lebens als Verausgabung, als Gabe, zunehmend eine Vorstellung vom Leben als Sparguthaben breit, nach dem Motto: »Wenn ich mich nicht zu viel verausgabe, werde ich 95 Jahre alt.« Das sei eine Vorsicht gegenüber dem Leben, die das Leben selbst töte. Und das ist natürlich nicht wünschenswert. Trotzdem bleibt die Frage: Was aber, wenn der Preis, den man für die Verausgabung bezahlt, irgendwann einfach zu hoch ist?

Valentin Alex etwa hat in seinem früheren Leben als Schauspieler den Tag gern mit Kaffee und Zigaretten begonnen und ihn bei Dunkelheit mit Alkohol und Zigaretten beendet. »Ich hab gesoffen und Kette geraucht. Und zwar für mein ganzes Leben im Voraus.« Unter dieses Leben hat er im Midlife irgendwann einen radikalen Strich gezogen und gesagt: »Mehr brauche ich nicht.« Valentin nennt sich selbst einen Suchtmenschen. Es war schön, mit diesen

Stoffen im Blut die eigenen Grenzen nicht zu spüren, sagt er, es war großartig. »Aber es war eben auch eine Kompensation.« Inzwischen gestaltet er wie viele Menschen, die dem Alkohol abschwören, sein Leben spiritueller. Bei ihm ist es die Yoga-Lehre, verbunden mit festen Ritualen. Er beginnt seine Tage mit einem Glas Wasser und einer frühen Yogapraxis, und er beendet sie nüchtern. »Früher war der Tag nach einer durchzechten Nacht vernebelt, heute bin ich sehr klar. Und das ist ein schöner Effekt beim Yoga, dass man so pur wird.«

Vielleicht nicht pur, aber doch purer wurde auch unsere Freundin Susanne. Sie hat früher gerne gefeiert und auch getrunken, beides aber – wie viele Eltern – mit der Geburt der Kinder auf ein absolutes Minimum reduziert. Erst da fiel ihr so richtig auf, wie Alkohol die Nacht am Laufen hält. »Während die anderen tranken und sich amüsierten, war ich um 23 Uhr einfach todmüde.« Aber es ging einfach nicht mehr. Erstens fehle mit Kindern die Zeit, um sich vom Rausch zu erholen, sagt sie. Zweitens sei der Rauschzustand ein Problem für den Fall, dass dem Kind plötzlich etwas passiert. Und drittens vertrage sie einfach nicht mehr so viel: »Auch bei kleinen Mengen Alkohol klappt es mit dem Schlaf nicht mehr gut, und am nächsten Tag hämmert der Kopf ziemlich lange.«

Mit diesen Eindrücken ist Susanne definitiv nicht allein. Viele Mid-Menschen (wir auch) machen die Erfahrung, dass ein Rausch heftige Nachwirkungen auslöst, dass es ihnen nach durchzechten Nächten körperlich und psychisch immer schlechter geht und sie deshalb immer weniger trinken, alkoholfreie Monate einführen oder ganz mit dem Trinken aufhören.

Warum wir Alkohol im Midlife gefühlt weniger vertragen als in jüngeren Jahren, hat damit zu tun, dass die Entgiftungsprozesse mit zunehmendem Alter nicht mehr so gut funktionieren und zwar auf drei Ebenen: Durchblutung, Funktionsweise der Organe, in dem Fall die Leber, und der Zellen (siehe Kapitel 1 Zelltod, Meno- und Andropause), die im Alter häufiger »gestört« sind. Solche »seneszenten« Zellen, erklärt der Altersforscher Sebastian Grönke, sterben zwar nicht ab, aber sie scheiden schädliche Substanzen aus und schädigen damit auch Zellen in ihrem Umfeld. Im Resultat reichern sie sich an und schränken die Organfunktion ein. Wenn die Leber so richtig überlastet ist, erklärt Sebastian Grönke, gelangen die Schadstoffe von dort auch in andere Teile des Körpers, zum Beispiel in die Stammzellen der Haut. Hier wird Alterung schließlich richtig sichtbar, nämlich dann, wenn sich diese Stammzellen nicht mehr erneuern können – mal ganz abgesehen von typischen durch übermäßigen Alkoholkonsum ausgelöste Krankheiten wie Leberzirrhose und Bauchspeicheldrüsenkrebs.

Alkoholbedingte Lebererkrankungen gehören im Midlife sowohl bei Männern als auch Frauen zu den Top-3-Todesursachen (wobei Männer mehr als doppelt so häufig davon betroffen sind). Und überhaupt, die Krankheiten! Sie nehmen ja auch ganz unabhängig von Substanzmissbrauch im Midlife zu. Herz-Kreislauf-, Muskel-, Skelett- und auch Krebserkrankungen wie Brust- und Lungenkrebs häufen sich. Ab 45 werden signifikant mehr medizinische Dienstleistungen in Anspruch genommen als in jüngeren Jahren, und auch der Medikamentenkonsum steigt deutlich an. Zwar weist die Studie vom Robert Koch-Institut zur gesundheitlichen Situation der mittleren Lebensjahre in Deutschland ausdrücklich darauf hin, dass die Gesundheit mit Geschlecht, Erwerbsstatus, Familiensituation und vielen weiteren Faktoren korreliert, nichtsdestotrotz häufen sich die Einschläge in der Mitte des Lebens und lassen die Gesundheit immer mehr zu einem wertvollen Gut werden, das einer besonderen Fürsorge bedarf.

Über das Zwicken und Zwacken des mittelalten Körpers haben wir bereits an anderer Stelle geschrieben, die Diagnosen, die einige unserer Freunde, Verwandten und Bekannten aber in ihren mittleren Jahren bekamen, wiegen um einiges schwerer und lassen das Leben auf einmal insgesamt als sehr fragil erscheinen. Oligodendrozyten, Astrozytom, Aneurysma, Sarkom – unser Vokabular wird im Midlife um schreckliche Begriffe erweitert, mit denen monate- und jahrelanges Bangen um liebgewonnene Menschen verbunden ist.

Der Tod und das Leben

● Meine Freundin Yvonne bekam die Diagnose »Amyotrophe Lateralsklerose« in einer Lebensphase, als in der Familie erstmals nach Jahren ein bisschen Ruhe eingekehrt war. Das jüngste Kind drei Jahre alt, die anderen beiden schon größer. Die Nachbarn, mit denen sich das Zusammenleben im Haus etwas schwierig erwies, waren ausgezogen. Bei einem Besuch sah ich, dass Yvo den Zündschlüssel vom Auto mit links betätigte. »Irgendwie kann ich die Finger rechts nicht richtig bewegen«, erklärte sie. »Kannst du mir noch mal erzählen, wie das damals war?«, schreibe ich ihr jetzt, neun Jahre später, per E-Mail. »Es war endlich Ruhe und Frieden, als die Finger rechts sich nicht mehr bewegen ließen. Als hatte der Korper auf die Phase nach dem großen Stress gewartet, um sich zu melden.« Yvonne hat eine lange E-Mail mit den Augen getippt, der restliche Körper ist vollständig gelähmt, ihr Geist ist hellwach. »Leider wie immer fehlen die Umlaute«, entschuldigt sie sich, das bekommt sie nicht mehr hin. »Ich hatte dann keine Arzte-Odyssee, sondern die Neurologin hat den Verdacht sehr schnell geaußert.

Eine Woche Klinik und zig Untersuchungen spater – bitte sehr: Sie haben ALS.« Ich kann mich an diesen Arzttermin erinnern, ich war extra nach Leipzig gefahren, um da zu sein, wenn die Diagnose kommt, und wartete zu Hause auf sie. Es war Sommer, es war warm, Yvo hatte ein rotes Kleid mit weißen Punkten im Fünfziger-Jahre-Stil an, und mit ihren langen blonden Locken sah sie wie das blühende Leben aus. Bis auf ihre Finger an der rechten Hand war sie das ja auch. Aber mit dieser Diagnose war klar: Lebenserwartung drei bis fünf Jahre. »Die Arztin hat geweint und ich hab nichts kapiert. Ich saß da mit meinem roten – weiß gepunkteten Sommerkleid und hab nur zugeschaut, wie alle um mich rum traurig waren, mich in den Arm genommen haben, mir Mut und Tapferkeit zugesprochen haben. Aber ich hab nichts gefuhlt. Es war mir fast peinlich, so viel Aufmerksamkeit fur etwas zu bekommen, was ich uberhaupt nicht mit mir in Verbindung gebracht habe. Ich war munter, frohlich, fuhlte mich gesund – was wollt ihr eigentlich alle?« Yvonne wusste: Sie ist todkrank, ihre Muskeln werden peu à peu ihre Funktion aufgeben, sie wird irgendwann nicht mehr sprechen können, nicht mehr essen, nicht mehr alleine atmen, ohne Chance auf Heilung. Also beschloss sie, einfach, so gut es geht, weiterzumachen wie bisher. Sie ging arbeiten, solange es ging, sie machte Hausarbeiten, solange es ging, sie reiste mit der Familie, solange es ging, und sie kämpfte für mehr Aufmerksamkeit für diese Krankheit, deren Verlauf sich nicht aufhalten lässt.

Natürlich war da auch die Auseinandersetzung mit dem Tod. In den ersten Jahren gab es eine Phase, in der Yvonne bereit war, kurzen Prozess zu machen: dem Leben ein Ende zu setzen, bevor sie selbst dazu nicht mehr in der Lage wäre. Bloß keine Magensonde, bloß keine künstliche Beatmung. Aber dann schlug der Lebenswille durch, und inzwischen lebt sie in einer Art häuslichen Intensivstation, umgeben von ihrer Familie und einem Pflegeteam, das sie im Wechsel rund um die Uhr betreut. Vieles ist kompliziert geworden, aber das Leben wird auch einfacher mit einer tödlichen Krankheit, schreibt sie. Es fällt viel Ballast ab, man konzentriert sich auf das Wesentliche, der Rest wird egal: »Kein burgerliches Mittelschichtsgehabe, kein Smalltalk, keine Kind oder Karriere Qual, keine perfekte Kindererziehung, keine Befindlichkeiten, keine Erwartungen, keine, keine, keine.« Auch hat sie die hohen Erwartungen an ihre drei Kinder abgelegt, stattdessen ist da dieses tiefe Gefühl der bedingungslosen Liebe: »Das ist das schonste Geschenk – es tragt mich durch jede traurige Stunde. So sind es meine Kinder, die mich am Leben halten.« Es ist schwer vorstellbar für Außenstehende, aber das Leben in diesem inzwischen unbeweglichen Körper ist für Yvonne und ihre Familie im Laufe der Jahre normal geworden.

Mir ist aufgefallen, dass Dinge nicht mehr auf die lange Bank geschoben werden. Kaum ist die Idee geboren, wird die Sache Realität – seien es Katze und Hund, die inzwischen mit der Familie leben, sei es ein nachträglich eingebauter Kamin, an dem man sich gemeinsam wärmt, sei es ein Ausflug mit und zu Freunden, ein selbst organisiertes Gartenkonzert, zu dem alle Gäste etwas zum Essen beisteuern. Alles ist immer mit erheblichem Aufwand verbunden, aber Yvonnes Familie betreibt ihn gern und am besten mit vielen anderen zusammen – es gibt keine Zeit zu verlieren. Bei einem meiner Besuche empfing sie mich mit ihrem Vorhaben, die Haare ganz abzurasieren. »Machst du mit, es ist ein wunderbar befreiendes Gefühl!« Ich lehnte dankend ab, eine Stunde später stand ein Pfleger am Bett und fing an, ihren Kopf zu scheren. Der Mülleimer füllte sich mit Haaren. Wir kicherten, ihr Mann kam ins Zimmer, streichelte ihr über den Kopf und sagte: »Jetzt haben wir hier auch noch eine Chemotherapie!« ●

○ Justus war der erste Mensch, der in meinem mittelalten Bekanntenkreis starb. Ich kannte ihn nur oberflächlich beruflich. Ihn und seine schöne Ehefrau Alexandra traf ich immer mal wieder zufällig. Wir liefen uns über den Weg, tauschten uns kurz aus und gingen dann wieder auseinander. Die beiden wirkten gut zusammen. Zufrieden. Auffällig war, dass Justus über die Jahre immer dünner wurde, und irgendwann gab es dann diese E-Mail in einem größeren Verteiler, den wir nutzen: Justus sei tot, hieß es da, und die Beerdigung solle an diesem Tag und an diesem Ort stattfinden.

Das ist inzwischen ein paar Jahre her, und ich begreife eigentlich auch heute nur in Ansätzen, was das Wissen um den erwarteten Tod für ihn und seine Familie bedeutet hat. Auf der einen Seite, weil ich Alexandra, seine Frau, eigentlich erst nach Justus' Tod wirklich kennenlernte, auf der anderen Seite, weil ich selbst bislang nur mit wenigen schweren Diagnosen geliebter Menschen konfrontiert war und deren Operationen zum Glück immer Heilung brachten.

Justus wusste im Grunde genommen schon seit einer Krebserkrankung in seiner Jugend, dass das Risiko, später im Leben erneut zu erkranken, relativ hoch war, so erzählt es Alexandra heute. Er war damals, im Rahmen einer Therapie, ziemlich heftigen Strahlen ausgesetzt worden und sich immer bewusst, dass er aufgrund dessen womöglich nicht sehr alt werden würde. Mit 27 erkrankte er an Diabetes, und als er wegen Unterzuckerung mit 49 Jahren akut ins Krankenhaus eingeliefert werden musste, entdeckte man, dass mit einer Herzklappe etwas nicht in Ordnung war und diese irgendwann ausgewechselt werden müsste. Check-ups beim Arzt wurden von da an zur Routine – und bei einer dieser regelmäßigen Untersuchungen wurde ein Tumor im Halsbereich entdeckt. Justus wurde operiert, erst am Hals, später am Herzen. Die Situation schien sich zu stabilisieren. Alexandra lernte vorübergehend praktische Dinge wie einen Tropf legen und Zugänge wechseln. »Man wird in so einer Situation sehr lösungsorientiert«, sagt sie, »es gibt Dinge, die kannst du nicht ändern, und damit musst du eben dann umgehen.« Es blieb aber nicht bei diesen beiden Diagnosen, ein paar Jahre später wurde ein Magenkrebs festgestellt – der Magen musste fast vollständig entfernt werden. Da war es aber schon zu spät. Der Tumor hatte bereits gestreut und andere Organe befallen. Justus starb mit 53 Jahren kurz vor dem zehnten Geburtstag seines Sohnes, den er so gerne miterlebt hätte. »Er war wütend, dass er gehen musste«, sagt Alexandra. »Aber er war auch dankbar, dass er so lange leben konnte.« Er liebte seine Familie und seine Freunde, aber auch so unspektakuläre Dinge wie aus dem Fenster in die Natur schauen oder seine Tasse Earl Grey, die er am Ende seines Lebens zu seinem großen Ärger nicht mehr trinken konnte, weil sich seine Lungen mit Flüssigkeit gefüllt hatten.

»Wie war diese Zeit für dich, dein Midlife, mit kleinem Kind und sterbendem Mann«, frage ich Alexandra. »Warst du nicht wahnsinnig traurig, wütend, komplett am Ende mit den Nerven?« Alexandra hat keine richtige Antwort darauf – vielleicht sind das auch bescheuerte Fragen. »Ich habe in dieser Zeit einfach gemacht, was zu tun war. Mich auch viel um meinen Sohn gekümmert. Das war mir und Justus extrem wichtig, dass das Kind Priorität hat. Wir wussten, dass Justus gehen muss – aber unser Sohn wird bleiben und muss die Situation heil überstehen.« Alexandra hat auch nicht nur schlimme Erinnerungen an diese Zeit. Viele schöne, innige und auch lustige Momente sind dabei. »Wir sind beide immer sehr dankbar gewesen für das, was wir zusammen haben.« Und so, wie sie das sagt, klingt es nicht nach der oft etwas uninspirierten Floskel am Ende spiritueller Gruppenveranstaltungen. Es klingt nach einer grundsätzlichen Lebenseinstellung, die vielleicht mit dafür gesorgt hat, dass Alexandra mit ihrem Mann das Leben auch in den traurigsten Momenten feiern und genießen konnte. Manchmal, weil einfach nur ein guter Popsong im Auto lief und die beiden aus voller Kehle mitsangen bei vorbeirauschender Landschaft und runtergekurbelten Fenstern. Manchmal, weil sie ans Meer fuhren, die Luft, die Sonne und den Ausblick in vollen Zügen in sich aufsogen. Manchmal auch, weil das Marihuana, das Justus irgendwann gegen die Appetitlosigkeit verschrieben bekam, unerwartet high machte und zu absurd komischen Situationen führte, wie in diesem Agrotourismus in den Dolomiten, auf dem sie bei einer ihrer letzten Reisen Zwischenstation gemacht hatten.

Und hier wären wir wieder beim Rausch und bei der Frage, welchen Platz wir ihm in der Mitte des Lebens einräumen und welche Rolle er dort spielen kann, auch unter gesundheitlich prekären Umständen. Alexandra sagt, sie hat in den Jahren von Justus' schwerer Erkrankung sicher mal das ein oder andere Glas Wein zu viel getrunken. Sicher auch, um für einen Moment der Situation entfliehen zu können. Abzuschalten. Sich zu betäuben. Das ist eben die Ambivalenz des Alkohols. Andererseits, und das ist uns in den Geschichten unserer kranken Freunde aufgefallen, ereignen sich Momente rauschhafter Entgrenzung und die Erfahrungen von tiefem Glück eben auch extrem vielfältig ohne »Hilfsmittel« – wahrscheinlich besonders intensiv auch im Bewusstsein der fragilen Gesundheit und der eigenen Endlichkeit. ○

● Auf der Rückfahrt von einem Konzert im Leipziger Gewandhaus saßen wir mit Yvonne in einer Straßenbahn, die von einer Horde Jugendlicher beschallt wurde – alle hatten ein Bier in der Hand, aus ihrer Boombox kam aggressive Musik. Es war störend, aber niemand griff ein. Yvonne bat einen von uns, den Computer, der an ihrem Rollstuhl befestigt ist, anzuschalten und den Bildschirm vorzuklappen, um irgendwas in diesem Heidenlärm zu erledigen. Ein paar Sekunden danach tönte mit maximaler Lautstärke »Summertime Sadness« von Lana del Rey aus dem Gerät, einer ihrer Lieblingssongs. Schlagartig gehörte die Straßenbahn nur noch uns. Draußen war es dunkel, und als wir ausstiegen, sang Lana weiter in die Nacht. »Kiss me hard before you go / Summertime sadness / I just wanted you to know / That baby, you the best«. Es war zum Heulen, und es war schön. Ein kurzer rauschhafter Exzess. ●

Das Geheimnis des Rauschs

Rausch muss natürlich nicht substanzinduziert sein. Aber als Shortcut in den »Möglichkeitsraum«, der sich im Rausch eröffnet, sind Substanzen wie Alkohol oder Marihuana wirkmächtig und schwer zu ersetzen. Unser feierwütiger Freund Gerd plädiert deshalb nicht für totalen Verzicht, sondern – da ist er wieder ganz Theologe – für ein Phasenmodell von Feierlichkeiten und Abstinenz. »Das Geheimnis eines guten Rauschs ist erstens, auch nüchtern sein zu können, und zweitens die Zusammenkunft von Menschen.« Als Beispiel bringt er die Weihnachtszeit an, in der man sich verausgabt, das Haus schmückt, auftischt und beisammen ist und sich eben auch berauscht. Eine Zeit jenseits des Alltags, die aber klar umrahmt ist: »Davor ist eine Bußzeit, da ist eigentlich eine Zeit der Entsagung«. Nach Gerd geht es darum, eine Balance zu finden, einen Rhythmus aus Askese und Ekstase. Enthaltsamkeit und Rausch, Entbehren und Überschwang.

Das Interessante ist: Mit dieser Sicht ist Gerd gar nicht mehr so weit entfernt von Valentin, der Rauschmitteln ja aus guten Gründen ganz abgeschworen hat. Auch Valentin braucht Momente der Ekstase, des Überschwangs – er nimmt dafür aber den längeren Weg und nicht mehr den über irgendwelche Substanzen. Berauschende Momente sind für ihn Momente voller Lebendigkeit, Glück, Liebe und Wohlgefühl. Und die ergeben sich für ihn zum Beispiel auf den Yogareisen, die er gemeinsam mit seiner Partnerin Irina leitet. »Da bringt jeder sein Päckchen mit als Individuum, aber durch die Yogapraxis entsteht dann so ein gemeinsamer Flow.« (Und der »Flow« ist ja schon ziemlich nah dran am Rausch – der Psychologe Mihály Csíkszentmihályi, der den Begriff entwickelt hat, bezeichnet ihn im Gegensatz zum alkohol- oder drogeninduzierten Rauschzustand sogar als positive Sucht: als ein beglückend erlebtes Gefühl eines mentalen Zustandes völliger Vertiefung und restlosen Aufgehens in einer Tätigkeit, die wie von selbst vor sich geht). Die Yogareise als Trip also. Und in der Tat sind alle Zutaten eines rauschenden Festes hier dabei: besonderer Ort, feierliche Stimmung, kollektive Erfahrung, gemeinsame Bewegung, Körperlichkeit, Berührungen, Singen, Introspektion, Meditation. Es ist meist etwas stiller als bei einer ausgelassenen Party, aber der Effekt ist nachhaltiger und es folgt kein Kater. Auf Partys, bei denen Alkohol ausgeschenkt wird, geht Valentin inzwischen kaum noch. Es sei denn, dort wird auch getanzt. Sich im Tanz zu verlieren, ist nämlich Valentins anderes völlig legales Rauschmittel: »Was ich gelernt habe in meinem Leben, ist, dass es extrem wichtig ist, den Körper mit reinzuholen und zu erleben. Bei vielen Menschen bleibt die Energie oben im Kopf stecken.« Und dann ist Rausch oder Flow in der Tat schwierig, zumindest ohne Rauschmittel. Susanne brachte noch das Beispiel von Spieleabenden ein, die sie früher als sehr berauschend erlebte: »Früher haben wir oft bis tief in die Nacht Karten gespielt und konnten nicht aufhören.«

Wenn es also darum geht, das Leben trotz oder gerade wegen seiner Fragilität zu feiern und sich daran zu berauschen, dann können wir an dieser Stelle zumindest ein paar Zutaten benennen, die es dafür bräuchte: einen besonderen Anlass, Gemeinschaft, spielerische Lust, körperliche Präsenz, Spaß am Abenteuer und eine Aktivität, die einen gewissen Sog erzeugt.

Freund Gerd ist der Überzeugung, dass wir das Schaffen solcher Gelegenheiten schlicht verlernt haben, weil wir es an Dienstleister abgegeben haben. Wir sind zu Kunden von Feiern geworden und haben so die Fähigkeit verloren, Feste wirklich zu feiern. Eine Chance für die Mitte des Lebens könnte darin bestehen, Gelegenheiten zu ergreifen und das Feiern wieder ernst zu nehmen: »Indem man einfach wieder beginnt, Gastgeber zu sein, und dadurch auch wieder lernt, Gast zu sein«, sagt Gerd. Die Alternative wäre, maßlos Maß zu halten zugunsten von Sicherheit, Gesundheit oder Produktivität. Aber dann bleibt – und hier zitieren wir gern Robert Pfaller – »nichts als das nackte Leben«. Und das ist uns für die Mitte des Lebens zu wenig.

Dank

Zunächst geht unser Dank an unseren Podcast-Herausgeber Philip Banse (Lage der Nation), an unsere Agentin Andrea Wildgruber (Agence Hoffman) und schließlich unseren Lektor Christian Koth. Ohne diese drei Menschen gäbe es das Midlife-Buch nicht in dieser Form.

Wir danken unseren Eltern, Geschwistern, Freund*innen und Bekannten für das Vertrauen und die Offenheit, mit der sie ihre Erfahrungen und Geschichten mit uns geteilt haben. Wir nennen sie hier – genau wie im Buch – bei ihren ausgewählten oder echten Vornamen: Amrei, Andrea, Andreas, Andreas, Anne, Anka, Anke, Alexandra, Aurelia, Carla, Dirk, Fabian, Franziska, Friederike, Gerd, Gesine, Iris, Jan, Julia, Juliane, Julien, Karen, Line, Maria, Martin, Mascha, Micha Stella, Moritz, Oli, Peter, Regina, Sabine, Selma, Stefka, Stephanie, Susanne, Yvonne, Tanja und Vladimir.

Außerdem gilt unser Dank natürlich unseren zahlreichen Expert*innen, die mit uns bereitwillig ihr Wissen geteilt haben: Valentin Alex, Antonia Baum, Ulrike Blume-Peytavi, Katrin Brinkhoff, Johanna Degen, Sarah Diehl, Isabel Edusei, Klaus-Dieter Eichler, Andreas Eickhorst, Anette Fasang, Sabine Flick, Frederik Frede, Katharina Gröning, Sebastian Grönke, Francois Höpflinger, Jette Jax, Tobias Jäger, Esra Kaliga, Sebastian Kohl, Michaela Kreyenfeld, Stephanie Krüger, Karina Lins, Kristina Marlen, Cathy Narriman, Jutta Ohms, Sven Rottländer, Katrin Schaudig, Jörg Scheller, Erika Schuller, Kerstin Schweighöfer, Anneliese Schwenkhagen, Birgit Stammberger, Alina Strmljan, Barbara Thiessen, Hans von Trotha, Paula-Irene Villa Braslavsky, Diana Weis und Juli Zeh.

Bedanken möchten wir uns auch bei Caroline Bock für die Midlife-Idee, bei Markus Angermeier fürs Midlife-Logo und bei Ilya Lipkin für die Fotos.